DES MOUVEMENTS

IRRÉSISTIBLES

DES

MOUVEMENTS

IRRÉSISTIBLES

PAR

Le Docteur G. AUDIFFRENT

Distribution gratuite

PARIS
LIBRAIRIE G. MASSON
Libraire de l'Académie de Médecine
BOULEVARD SAINT-GERMAIN

1879

ERRATA

Lisez : Page 1, ligne 2 : *de* pour *des*.
Page 23, ligne 17 : *ces* pour *les*.
Page 27, ligne 18 : *égalité* pour *inégalité*.
Page 33, ligne 11 : *ceux* pour *celles*.
Page 41, ligne 32 : *il faut* pour *il ne faut*.
Page 76, ligne 33 : *pressentir* pour *présenter*.
Page 84, ligne 26 : *elles* pour *ils*.

DES

IMPULSIONS IRRÉSISTIBLES

INTRODUCTION

Sous ce titre, j'ai réuni deux opuscules, écrits à des époques différentes et traitant des phénomènes pathologiques assez dissemblables, quant à leur nature. Ces phénomènes ont été l'objet d'études importantes, mais nous ne craignons pas de le dire encore mal appréciés.

Ils présentent, malgré la diversité de leur nature, un caractère commun, qui consiste en impulsions ou mouvements échappant à l'empire de la volonté. Ces mouvements ou impulsions n'ont pas la même origine. Ils proviennent, tantôt d'un état d'exaltation de nos mobiles affectifs, égoïstes ou altruistes, dont l'action retentit sur les organes cérébraux de l'activité; tantôt d'une manière d'être spéciale de ces derniers organes, qui entrent alors spontanément en action pour produire des effets insolites. Un observateur attentif, guidé par une connaissance suffisante du fonctionnement de nos facultés cérébrales, pourra toujours différencier entre eux les symptômes appartenant à ces deux catégories de faits.

Nous avons fait précéder ces deux opuscules d'une

Introduction qui est aussi nécessaire à l'intelligence de l'un qu'à celle de l'autre. Elle pourra, en quelque sorte, leur servir de trait d'union. Dans cette introduction, nous présentons quelques-uns des grands résultats auxquels a conduit naguère l'étude du cerveau humain, considéré comme siége du sentiment, de l'intelligence et de l'activité. Il est à regretter que l'enseignement officiel soit resté étranger à ces résultats, qui sont devenus pour beaucoup de bons esprits des notions courantes, et qui trouvent, d'ailleurs, journellement, une sorte de confirmation dans les applications qu'on peut en faire à la pathologie cérébrale.

Il n'est rien, dans l'exposition sommaire à laquelle nous allons procéder, qui ne puisse être compris de ceux qui voudront y apporter une suffisante attention. Les sujets dont la vieille métaphysique avait l'habitude de se nourrir n'exigeaient pas moins de contention d'esprit. Il est vrai qu'on se croyait alors tenu à quelques efforts intellectuels pour comprendre.

Ceux qui ont abordé l'étude des fonctions du cerveau, en ces derniers temps, ont tous procédé suivant la voie anatomique et expérimentale. La pauvreté des résultats obtenus par eux et les choses contradictoires qu'ils ont tour à tour avancées auraient pu les faire douter de la bonté des méthodes qu'ils s'obstinent cependant à suivre. Les fonctions du cerveau avaient été avant eux l'objet de travaux importants, qui auraient dû leur montrer les difficultés du problème et les mettre en garde contre l'insuffisance de leurs moyens. L'homme restera toujours un tout indivisible. Quand on méconnaîtra la solidarité de ses parties et leur dépendance envers le tout, on sera toujours exposé à s'égarer dans l'exploration de ses facultés supérieures. Ce n'est que par l'observation directe qu'on pourra espérer de fixer la nature et le nombre de ces précieuses facultés et de déterminer leur rôle dans les actes de notre existence sociale et morale. Cependant l'existence individuelle étant trop bornée pour fournir un champ suffisant à l'observation, on devra reconnaître, avec l'auteur de la Théorie des fonctions du cerveau, que c'est seulement dans la succession des grandes phases de la vie sociales qu'on peut saisir le fonctionnement de ces hautes facultés. C'est encore ainsi qu'on apprendra à connaître les conditions de leur harmonie nécessaire.

Les existences animales les plus élevées, convenablement consultées, peuvent fournir, de leur côté, une précieuse confirmation aux grands résultats ainsi obtenus. Les fonctions cérébrales étant, en effet, les mêmes et en même nombre, dans toutes les espèces animales supérieures, l'étude de ces espèces procurera souvent de précieuses indications. Car telle faculté qu'on admet chez l'homme doit se retrouver aussi chez elles. Dans le cas où il n'en serait pas ainsi, il faudrait considérer comme étant formées de la réunion de plusieurs facultés élémentaires, celles dont on ne trouverait pas l'équivalent dans les espèces animales supérieures. Dès lors on serait invité à pousser plus loin l'analyse subjective du cerveau, pour arriver à des fonctions vraiment élémentaires et irréductibles, appartenant à la fois à l'homme et à l'animal.

Telle est la méthode qui a été suivie par Auguste Comte pour instituer sa théorie des fonctions du cerveau. Suivant l'esprit de cette méthode, l'inspiration sociologique se complète, comme on le voit, en se subordonnant à la confirmation zoologique. C'est d'après cette double opération qu'ont été déterminées les conditions de l'unité cérébrale. Elles se trouvent résumées dans la formule systématique suivante : *agir par affection et penser pour agir*, qui peut condenser toute la théorie des fonctions du cerveau. Comme on le voit, l'action y reste toujours subordonnée à un mobile affectif, égoïste ou altruiste, et la consultation mentale n'intervient que pour éclairer l'action. Quand le travail spéculatif destiné à cet office vient à faire défaut ou se trouve insuffisant, l'action est alors aveugle ou indécise. S'il était nécessaire de préciser davantage notre pensée, nous ne pourrions que renvoyer le lecteur au premier volume de la *Politique positive*, où la belle théorie des fonctions du cerveau a été exposée avec tous les développements qu'elle comporte.

Personne ne doute, de nos jours, que les facultés, réparties entre l'*affection*, la *spéculation* et l'*action*, n'occupent dans l'appareil nerveux central des siéges distincts.

Conformément à la formule citée précédemment, aucune harmonie n'étant possible entre elles que par la prépondérance de l'affection sur la spéculation et sur l'action, on voit, ainsi que la sagesse universelle l'a de tout temps pressenti, que toute unité doit être morale. C'est, en effet, toujours l'affection qui préside à l'unité. Comme elle est ou égoïste ou altruiste, l'unité pourra être tour à tour égoïste ou altruiste.

Dans notre espèce, où la vie sociale impose à chacun des devoirs envers les autres, l'unité doit être nécessairement altruiste. L'unité égoïste compromettrait inévitablement les conditions de l'existence collective. L'éducation, qu'elle soit individuelle ou collective, devra, en conséquence, veiller au maintien de la seule unité possible dans notre espèce. Tout ce qui contient les élans sympathiques ou qui tend à faire prévaloir nos mobiles égoïstes, ne peut que susciter en nous des perturbations plus ou moins profondes, où le philosophe verra toujours l'origine de tous nos maux. Un pareil résultat est, en quelque sorte, inévitable dans un organisme qui s'est élevé, sous l'action des modificateurs sociaux, à un tel degré de perfectionnement que toutes les fonctions, cérébrales et viscérales mêmes, doivent y concourir au maintien de l'harmonie générale.

C'est dans cet état d'harmonie ou d'unité qui suppose, nous le répétons, la prépondérance de nos mobiles sympathiques sur nos instincts égoïstes, que réside la santé et le bonheur. La délicatesse de nos perceptions rend cette harmonie d'autant plus nécessaire désormais que sa rupture nous expose plus directement aux conséquences des perturbations extérieures, en nous privant de tous moyens de réaction. On ne peut méconnaître cette fatalité, quand on tient suffisamment compte des relations actives ou passives qui existent entre le corps et le cerveau. Aussi convient-il de consacrer quelques lignes à l'étude de ces relations.

Le centre cérébral préside à tous les actes de la vie organique et à ceux de la vie de relation, à l'aide de deux appareils nerveux : la moelle épinière et les ganglions sensitifs. Quelques mots sur ces deux appareils, et surtout sur le dernier, qui n'a pas même pris place dans l'enseignement officiel.

Les ganglions sensitifs sont placés à la base du cerveau et servent, en quelque sorte, à transmettre au dedans l'action du dehors. On en compte huit; ce sont les particularités encéphaliques connues sous les désignations de *corps olivaires*, de *couches optiques*, de *corps striés*, de *ganglions olfactifs*, de *tubercules quadrijumeaux* et de *cornes d'Ammon*. On observera que ces particularités sont disposées le long du prolongement cérébral de l'appareil rachidien. Les ganglions sensitifs reçoivent les nerfs de même nom émanant des papilles du tact, des appareils olfactifs, gustatifs, visuels et auditifs, qui sont les siéges de nos diverses sensations. Les ganglions du toucher sont au nombre de quatre et correspondent aux quatre modes de nos perceptions tactiles : le tact proprement dit, la musculation, la calorition et l'électrition. Les filets nerveux qui en émanent constituent la partie de la substance blanche postérieure de la moelle épinière. Des ganglions sensitifs partent encore des filets encéphaliques, qui les mettent en rapport direct ou indirect avec les organes cérébraux affectés à la contemplation, avec lesquels ils concourent à l'institution de toute perception. Ces ganglions nous paraissent devoir être aussi en rapport avec les organes affectifs qui stimulent notre vitalité fondamentale.

Telles sont les indications que fournit une analyse, à la fois objective et subjective, des rapports qui existent nécessairement entre l'appareil nerveux central et le monde extérieur.

L'appareil rachidien est, comme on sait, constitué en partie par une masse centrale de substance grise. Cette masse centrale possède trois sortes de cellules, affectées à à la sensibilité, à la motricité et à la nutrition. De ces diverses cellules émanent des filets nerveux qui aboutissent à la périphérie, soit pour transmettre une incitation motrice ou nutritive, soit pour recevoir une impression sensitive. D'autres filets proviennent aussi de ces diverses cellules pour les rattacher au cerveau. Les cellules dites sensitives de la moelle se rattacheront ainsi aux ganglions sensitifs, les cellules motrices aux organes cérébraux qui commandent le mouvement, enfin, les cellules nutritives aux organes de la conservation. Les trois sortes de cellules rachidiennes sont solidaires et président à ce qu'on pourrait appeler l'existence automatique de l'être. Il faut, en effet, leur attribuer ce qu'on a désigné sous la qualification d'actions réflexes. Ces phénomènes sont plus complexes qu'on ne l'a d'abord supposé, car la cellule sensitive, quand elle est impressionnée par un agent périphérique, ne provoque pas seulement une contraction par l'excitation qu'elle transmet aux cellules motrices, mais elle détermine encore une stimulation nutritive par son action sur les cellules de ce nom, qui tiennent, comme il a été dit, sous leur dépendance tous les phénomènes chimiques propres à la vie organique. De nombreux faits pathologiques ont prouvé que toute modification de la sensibilité retentit à la fois sur les appareils contractiles et sur l'élément organique lui-même, dont elle affecte la vitalité. Réciproquement, toute modification survenue dans la vitalité d'un élément organique, en affectant sa sensibilité, peut, par les mêmes relations qui existent entre les trois sortes de cellules rachidiennes, donner lieu à des contractions qui pourront rester limitées à l'appareil musculaire, mais qui peuvent s'étendre encore à l'appareil vasculaire.

D'après ces considérations, la moelle épinière présiderait à elle seule aux phénomènes les plus importants de la vie de relation et de la vie de nutrition. Le cerveau n'interviendrait que pour régler l'action de la moelle, par la stimulation qu'il exerce sur les cellules qui en forment la masse grise.

En résumant ces divers aperçus, nous dirons : le cerveau modifie le corps par les nerfs moteurs et nutritifs qui émanent de deux de ses principales régions ; il est modifié à son tour par les impressions sensitives venant du corps, et aussi par les vaisseaux. Les relations du corps et du cerveau ne restent pas moins d'un effet fort incertain et ce n'est qu'indirectement que l'appareil nerveux central peut les modifier ou les régler, surtout en ce qui concerne les mouvements vasculaires. Ces diverses considérations se préciseront davantage d'après l'appréciation des conditions d'équilibre propres à nos appareils contractiles, d'où émane le mouvement. Nous avons besoin d'ailleurs de nous arrêter encore sur cet important sujet pour l'étude même des phénomènes pathologiques que nous aurons à traiter ultérieurement.

On sait qu'aucun déplacement du corps n'aurait lieu, si le dehors ne fournissait une résistance aux efforts que suscitent nos contractions musculaires; qu'en outre, en vertu du principe de l'équivalence de l'action à la réaction, toute situation d'équilibre (et l'équilibre doit exister dans l'appareil en mouvement, comme dans l'appareil en repos) implique l'annulation des efforts intérieurs, ce qui ne pourrait se réaliser si l'appareil musculaire tout entier n'entrait en jeu dans nos moindres mouvements, et si, par suite, la moelle épinière tout entière n'était elle-même en activité. Pour maintenir cette situation d'équilibre, tant intérieure qu'extérieure, l'être vivant doit percevoir avant tout la sensation musculaire provenant de toute contraction. Le cerveau, averti par la perception de l'effort, réagit au moyen de la région qui tient sous sa dépendance toutes les cellules motrices de la moelle et suscite ainsi des mouvements destinés à neutraliser ceux qui pourraient compromettre une situation d'équilibre déjà existant, ou s'opposer à son rétablissement, quand elle est troublée. Tout état où figure l'équilibre suppose donc, comme on le voit, la participation de la moelle, d'où provient la contraction; du ganglion cérébral qui perçoit l'effort résultant de cette contraction; enfin, de l'appareil cérébral, centre de toute activité, qui stimule la moelle épinière. En outre, comme toute action implique un désir, ces diverses actions et réactions resteraient souvent désordonnées, si un sentiment prépondérant, celui de la conservation, dans le plus grand nombre de cas, n'intervenait pour stimuler l'appareil de l'activité. Telles sont les conditions très complexes de l'harmonie de nos mouvements.

On comprendrait encore, d'après ces diverses considérations, que le cerveau pût aussi régler et commander les mouvements vasculaires, comme il règle et commande ceux de la vie animale. Il suffirait pour cela qu'il perçût la sensation musculaire résultant de toutes les contractions vasculaires et qu'il la rattachât à son siège. C'est dans l'impossibilité de commander à ces sortes de contractions que consiste la plus grande imperfection de notre organisme. Nous restons de la sorte exposés aux conséquences de mouvements que nous ne pouvons maîtriser et qui deviennent d'autant plus redoutables dans leurs effets, que notre extrême délicatesse les rend plus fréquents et plus faciles à susciter.

Tout ce qui vient d'être exposé ici comporterait sans

doute de longs développements, cependant nous espérons en avoir assez dit pour permettre au lecteur de s'intéresser au sujet de ce travail. Nous le renverrons d'ailleurs, pour plus amples renseignements, aux deux volumes extrêmes de la *Politique positive*, et à ceux que nous avons fait imprimer nous-même sur le cerveau et les maladies cérébrales.

Avant d'entrer en matière, il nous convient encore de dire en quoi consiste un acte de volonté.

La volonté, a dit Auguste Comte, est le dernier état du désir, lorsque la consultation mentale a montré la convenance de l'action. Dans tout acte de volonté, il y a, en effet, avant tout un désir, lequel peut naître spontanément ou bien être le résultat d'un souvenir. Il y a encore dans l'acte de volonté une opération mentale, qui s'exerce à l'aide des images qu'éveille le désir, ou des nouvelles observations, auxquelles on doit toujours recourir quand les renseignements acquis ne paraissent pas suffisants; enfin, il y a aussi une action propre aux organes de l'activité, qui concourent au résultat voulu. C'est cette dernière action qui doit d'abord fixer spécialement notre attention.

Les organes de l'activité sont au nombre de trois; ils donnent lieu aux actes qualifiés de courage, de prudence et de persévérance. L'organe dit du courage excite les mouvements, celui de la prudence les retient et celui de la persévérance les maintient. Les phénomènes pathologiques auxquels s'associent les organes de l'activité sont très complexes.

D'une façon générale, on peut dire que ces organes ont pour fonction de stimuler tous les organes cérébraux. Réciproquement, ils reçoivent d'eux une stimulation émanant principalement des organes qui servent de siége à nos diverses affections, auxquelles ils obéissent aveuglément, quand la consultation mentale n'a pas éclairé suffisamment l'action. L'organe du courage, qui tient sous sa dépendance les cellules motrices de la moelle, leur communique une stimulation spéciale. C'est cet organe qui commande directement les mouvements volontaires et qui concourt, ainsi que nous l'avons précédemment montré, avec les ganglions sensitifs et surtout avec les ganglions de la musculation, à l'institution et au maintien de l'harmonie nécessaire de nos mouvements. Soit dit en passant, l'organe du courage semble affecter des rapports très intimes avec l'organe où siége l'instinct destructeur. Une analyse rigoureuse de nos actes ne paraît laisser aucun doute à cet égard.

Le rôle de la persévérance ou de la fermeté serait le même à la rigueur que celui du courage, sauf une indépendance complète de son organe à l'égard de la moëlle épinière. Il faut, en outre, admettre que son action sur les organes cérébraux est plus continue. Elle suppléerait, en quelque sorte, à celle de l'organe précédent, lorsqu'elle s'exerce au dehors. En raison de cette propriété, son rôle devient très important. En effet, pour l'efficacité de l'action, il ne suffit pas que le mouvement commande soit produit, il faut encore qu'il soit maintenu. Or, l'organe de la persévérance maintient tout mouvement commencé par une stimulation qui s'exerce à la fois sur l'organe qui tient directement les mouvements sous sa dépendance et sur les mobiles affectifs d'où émane le désir.

L'action propre aux organes de la prudence est plus complexe encore. Son office est de retenir, d'arrêter un mouvement, un acte de volonté, dont le résultat pourrait être préjudiciable à un intérêt quelconque, égoïste ou altruiste. Comme l'organe précédent, celui-ci n'a aucun rapport direct avec le prolongement rachidien. Mais, comme lui, il peut stimuler tous les organes cérébraux, et plus spécialement certains organes affectifs, tels que l'instinct conservateur, l'instinct maternel et son annexe, l'instinct constructeur. L'observation de nos actes habituels nous oblige, en effet, à supposer une intimité assez grande entre l'organe de la prudence et les siéges de ces derniers instincts.

L'étude de l'homme et des animaux ne peut permettre de douter de l'existence de ces relations. Mais notre pensée sera rendue plus claire et plus précise si nous montrons le fonctionnement de notre second organe pratique.

Un désir quelconque nous pousse à l'action; parmi les images que fait naître l'activité de l'organe affectif, d'où naît le désir, l'une d'entre elles, par les réflexions qu'elle suscite, peut faire douter de l'efficacité ou de l'opportunité du résultat désiré. Si c'est la vanité, ou l'orgueil, ou même un instinct sympathique qui pousse à l'action, la stimulation exercée par lui sur la région contemplative pourra faire surgir certaines images, et, parmi ces images, l'une pourra rappeler l'idée d'un danger, et éveiller, par suite, l'instinct de la conservation.

Un antagonisme s'établira alors entre ce dernier instinct et l'instinct quelconque, égoïste ou altruiste, qui a d'abord présidé à l'action. Celle-ci pourra rester suspendue pendant un certain temps, et peut-être définitivement, si le danger signalé paraît redoutable. En raison des rapports très directs et très intimes que nous avons dit exister entre les organes où siégent l'instinct conservateur et la prudence, l'organe propre à cette dernière fonction sera éveillé à son tour, et pourra, par réaction, stimuler encore ce même instinct de la conservation. Si la prudence est naturellement développée chez un sujet, on conçoit que le moindre éveil de l'instinct conservateur puisse, en pareil cas, surexciter très vivement son organe et le mettre en activité. Si, au contraire, c'est l'organe du courage qui l'emporte chez un sujet, avant que l'instinct conservateur ait compromis la manifestation du désir, le mouvement sera produit et les effets de la prudence contenus. Tel est le cas des hommes courageux, surtout quand la fermeté ajoute ses effets à ceux du courage. La prudence, au contraire, prédispose à la peur, chez les sujets ou les deux autres qualités pratiques sont peu énergiques, où chez qui les mobiles égoïstes sont très développés.

Comme on le voit, l'action de nos trois organes pratiques consiste dans une stimulation exercée par eux sur l'ensemble de l'appareil cérébral. La différence de résultat constaté dans leurs effets provient d'abord de la relation directe qui existe entre l'un d'eux, l'organe du courage, et l'appareil rachidien ; puis des rapports plus ou moins spéciaux qui les rattachent à tels ou tels organes affectifs ; enfin, de la plus ou moins grande énergie de leur action ou de la continuité de cette action.

La volonté n'est éclairée et ne peut aboutir à un résultat desiré que tout autant qu'il y a concours entre toutes les facultés qui y prennent part. Elle est insuffisamment éclairée ou reste aveugle, lorsque ce concours est incomplet ou lorsqu'il est suspendu. Ainsi, un désir trop vif, trop passionné, pourra pousser à l'action avant que la consultation mentale en ait montré la convenance : la volonté est en ce cas aveugle. Elle l'est encore, quand l'organe qui tient les mouvements sous sa dépendance est trop excitable, et que la moindre stimulation affective qui retentit sur lui détermine une impulsion, qui peut, à cause de cela, devenir irrésistible. Tel est le cas de certains épileptiques, de certaines hystériques. La volonté sera dans un autre cas erronée, quand l'insuffisance des observations ne permettra pas de prendre une décision conforme aux exigences d'une situation donnée, et, à plus forte raison, quand les observations seront elles-mêmes erronées. Des effets analogues résulteront de tous les troubles portant sur la région spéculative, soit qu'ils affectent les fonctions contemplatives ou méditatives. Quoi qu'il en soit, on voit qu'un acte de volonté exige le concours du cerveau tout entier, et suppose avant tout un désir manifeste.

Dans beaucoup de manifestations pathologiques que nous aurons à étudier, le souvenir est conservé ; dans d'autres, il est au contraire aboli. Enfin, dans quelques-unes, il y a non-seulement perte de souvenir, mais encore affaissement de l'individu sur lui-même, et impossibilité pour lui de commander aux moindres mouvements.

Pour terminer cette introduction, il nous convient de montrer encore les conditions du souvenir et de nous rendre compte en même temps des divers états pathologiques qui suivent sa suspension.

La mémoire, comme l'a fait encore remarquer Auguste Comte, est, autant que l'imagination, la connaissance et le jugement, un attribut purement intellectuel ; ce serait à tort qu'on voudrait en doter, dit-il, les organes affectifs. Sentir et désirer sont les fonctions propres et exclusives de ces organes. Dans leur plus haut degré d'activité, ils ne sauraient connaître leur état propre, qui ne peut être apprécié que par les organes intellectuels, si ceux-ci restent assez libres pour procéder à cette appréciation intérieure, comme envers un spectacle extérieur. Nos mobiles affectifs peuvent cependant aider à la manifestation d'un souvenir par leur réaction nécessaire sur la région spéculative dont ils stimulent l'activité.

Un souvenir intérieur, dit encore Auguste Comte, exige souvent la même opération intellectuelle qu'une découverte extérieure. De même que dans ce dernier cas, on procède toujours, quand on veut rappeler un souvenir, d'après des observations plus ou moins complètes, en construisant, par une suite d'inductions et de déductions, une image destinée à rappeler la réalité absente. Un souvenir reproduit ainsi l'ensemble de toutes les situations antérieures qui ont concouru à la manifestation de l'objet rappelé. Comme toute observation et toute notion consécutive, le souvenir suppose des impressions, émanant du dehors, que conservent les ganglions sensitifs primitivement affectés ; il n'y a donc de spontané, dans la mémoire ou dans le souvenir, que la reproduction de ces impressions.

Mais si la région affective participe au souvenir en stimulant les organes spéculatifs, dont le concours est indispensable à la production du phénomène, la région de l'activité y prend aussi sa part, puisque son office, en ce cas, est d'exciter, soit spontanément, soit par la stimulation qu'elle reçoit des organes affectifs, l'ensemble de la région spéculative, et de la maintenir dans un état d'activité convenable.

Nous voyons donc que si la volonté réclame le concours de toutes les régions encéphaliques, la mémoire ou le souvenir exige aussi le même concours. Tout defaut de participation de l'une des trois régions cérébrales paralyse, a-t-on dit déjà, tout acte de volonté; de même tout défaut de participation de ces mêmes régions rendra impossible la mémoire d'un événement accompli, ou la reproduction d'un souvenir. Ces divers rapprochements sont de la plus haute importance pour l'intelligence des phénomènes pathologiques que nous nous proposons d'étudier.

Ces phénomènes, avons-nous dit, peuvent être rangés dans deux catégories, suivant que le mouvement résulte de l'exaltation d'un mobile affectif, soit égoïste, soit altruiste, dont l'action retentit sur les organes de l'activité, ou suivant que ces derniers organes entrent spontanément en jeu. Celui qui voudra s'inspirer de la théorie des fonctions du cerveau, dont nous mettons le tableau sous ses yeux, pourra toujours différencier ces deux catégories de faits. Dans la seconde, on peut le dire, il y a presque toujours perte de connaissance ; dans la première, la perte de connaissance est exceptionnelle, mais, dans ce dernier cas, un observateur attentif pourra déterminer le mobile passionnel qui a poussé à l'action. Les deux catégories de faits, quoique très distinctes, ont néanmoins un caractère commun : l'irrésistibilité des mouvements ou des impulsions. C'est ce qui nous a autorisé à rapprocher, avons-nous dit, deux opuscules écrits à des époques différentes,

HUMANITÉ —o—

CLASSIFICATI POSITIVE

DES DIX-HUIT FONCTIONS RIEURES DU CERVEAU

VIVRE POUR AUTRUI —o—

TABLEAU SYSTÉME DE L'AME

PAR LE FONDATEU U POSITIVISME

PRIN E

10 MOTEURS AFFECTIFS (Penchants, dans l'état actif; et sentiments, dans l'état passif) — 7 PERSONNELS	INTÉRÊT.....	Instincts de la conservation..........	l'individu, ou *instinct nutritif*..............	(1)	Égoïsme.
			l'espèce... *instinct sexuel*..............	(2)	
			l'espèce... *instinct maternel*..............	(3)	
		Instincts du perfectionnement........	r destruction, ou *instinct militaire*..............	(4)	
			r construction, ou *instinct industriel*..............	(5)	
	AMBITION....	Temporelle, ou Orgueil, besoin de dor ion..............		(6)	
		Spirituelle, ou Vanité, besoin d'approl n..............		(7)	
3 SOCIAUX	Spéciaux.	ATTACHEMENT..............		(8)	Altruisme.
		VÉNÉRATION..............		(9)	
	Général.	BONTÉ, ou amour universel (sympathie), *humanit*..............			

Décroissement d'énergie, et accroissement de dignité, d'arrière en avant, de bas en haut, et des bords au milieu.

IMPULSION — LE CŒUR

M EN

5 FONCTIONS INTELLECTUELLES	CONCEPTION..	Passive ou Contemplation, d'où matériaux objectifs.	Concrèt relative aux êtres, essentiellement *synthétique*.....	(11)	(Savoir pour prévoir afin de pourvoir.)
			Abstrait relative aux événements, essentiellement *analytique*.	(12)	
		Active ou Méditation d'où constructions subjectives.	Inductiv u par comparaison, d'où *Généralisation*..............	(13)	
			Déducti on par coordination, d'où *Systématisation*..............	(14)	
	EXPRESSION..	Mimique, orale, écrite, d'où *Communicat*..............		(15)	

CONSEIL — L'ESPRIT

RÉS LTAT

3 QUALITÉS PRATIQUES	ACTIVITÉ.....	Courage..............	(16)	
		Prudence..............	(17)	
	FERMETÉ, d'où *Persévérance*..............		(18)	

EXÉCUTION — LE CARACTÈRE

(AIMER, PENSER, AGIR)

AGIR PAR AFFECTION, ET PENSER POUR AGIR

RÉSUMÉ DE LA TH RIE GÉNÉRALE

L'ensemble de ces dix-huit organes cérébraux constitue l'appareil nerveux central, qu 'une part, stimule la vie de nutrition et, d'une autre part, co tonne la vie de relation en liant ses deux sortes de fonctions extérieures. Sa région spéculative communique direct nt avec les nerfs sensitifs, et sa région active avec les nerfs moteurs. Mais sa région affective n'a de connexités nerveuses qu'avec les viscères végétatifs, sans aucune correspo nce immédiate avec le monde extérieur, qui ne s'y lie qu'à l'aide des deux autres régions. Ce centre essentiel de toute l'existence humaine fonctionne continuellement, d'apr le repos alternatif des deux moitiés symétriques de chacun de ses organes. Envers le reste du cerveau, l'intermittence périodique est aussi complète que celle des sens et des m es. Ainsi, l'harmonie vitale dépend de la principale région cérébrale, sous l'impulsion de laquelle les deux autres dirigent les relations, passives et actives, de l'âme avec le mili

(Auguste COMTE, *Politique positive.*)

sans trop nous préoccuper des traits d'union qui pourraient exister entre les sujets que nous y avons traités. Dans les deux séries de faits que nous avons étudiés, les organes de l'activité entrent fortement en jeu, bien que ce soit tantôt spontanément, tantôt sous une stimulation affective. Mais, même dans ce dernier cas, quand le phénomène s'est reproduit un certain nombre de fois, en vertu de la double loi de l'habitude et du perfectionnement, nos organes pratiques s'élèvent à un tel degré de suractivité qu'ils peuvent spontanément provoquer des mouvements en tout semblables à ceux que nous avons vu émaner d'un état d'exaltation spéciale.

Ce sont ces considérations, nous le répétons, qui nous ont autorisé à rapprocher sous un même titre des maladies dont l'origine est souvent différente. Cependant, quand on jette un coup d'œil rétrospectif sur la marche de la maladie pendant les six derniers siècles, on ne saurait douter que nos organes pratiques ne se soient élevés à un tel état d'éréthisme, qu'il devient presque impossible qu'ils ne compliquent, par leur participation, toute scène pathologique. C'est ce que nous ferons ressortir dans les conclusions de cet écrit.

DES

IMPULSIONS IRRÉSISTIBLES

PROVOQUÉES OU ENTRETENUES

PAR L'EXALTATION DES MOBILES AFFECTIFS

Un homme, arrêté en flagrant délit de vol, vous dit qu'il a été poussé irrésistiblement à l'accomplissement de cet acte par quelque chose d'indépendant de sa volonté.

Un autre pénètre dans un cimetière, en trompant la vigilance des gardiens, ouvre une fosse nouvellement fermée et assouvit un instinct bestial sur un cadavre de femme. Il n'a pu, vous dit-il, triompher d'une impulsion qui l'a fatalement dominé.

Un autre s'arme d'un instrument tranchant et tue femme et enfants; un autre allume un incendie et prend plaisir à le contempler. Quand on leur demande quels ont été les mobiles de ces divers actes, ils vous répondent encore qu'ils ont cédé à des mouvements impérieux.

Dans l'état de grossesse, une femme sera prise de la manie de tout arranger autour d'elle ; elle renversera sa garde-robe pour avoir le plaisir de la remettre en ordre ; elle coupera tout son linge pour faire, dit-elle, des layettes à l'enfant qu'elle attend.

Il faut voir dans ces derniers actes, aussi irrésistibles parfois que les précédents, un état passager d'exaltation de l'instinct maternel, instinct qui s'est associé ici à l'instinct constructeur et parfois à l'instinct destructeur. L'hystérie donne encore lieu à des impulsions terribles, dont les accès sont suivis souvent de la perte de connaissance. Qui ne sait quelle part prend à cet état de maladie l'instinct maternel ?

Tous les actes précédents ont été commandés par des instincts égoïstes, et ne sont devenus irrésistibles dans leur manifestation que parce que ces instincts se sont élevés à une intensité exceptionnelle.

Les deux autres instincts de la personnalité : l'orgueil et la vanité, peuvent aussi donner lieu à des impulsions irrésistibles, de même nature que les précédentes, mais elles sont plus rares et d'une intensité moindre.

Un mot blesse un homme orgueilleux et provoque un accès de colère qu'il ne peut maîtriser. Cet accès ira parfois jusqu'à la perte de connaissance. L'orgueil blessé a pris ici à son service l'instinct destructeur.

Certains individus sont possédés d'un mouvement de coupable curiosité, qui les conduit à des actes d'indiscrétion, à violer, par exemple, les secrets d'autrui. On sait quelle part prend la vanité à tous les actes de curiosité.

Il serait très facile, en consultant les annales médicales, et surtout celles de l'aliénation, de réunir un très grand nombre de cas analogues à ceux que nous venons de citer. Nous sommes donc autorisé à dire que tous les mobiles de nature égoïste peuvent s'élever, en un moment donné, à un tel état d'exaltation que les actes qu'ils suscitent alors prennent un caractère d'irrésistibilité.

Pour produire les actes que nous venons de signaler, nos divers instincts égoïstes se sont associés aux organes de l'activité; mais c'est surtout à celui du courage, qui préside à tous nos mouvements, qu'ils s'allient de préférence. Les deux autres organes pratiques ne peuvent que modifier une résolution sans déterminer directement aucun mouvement.

Il importe de faire remarquer, ainsi qu'il a été déjà dit, que, par l'effet de l'habitude consécutive à tout acte accompli sous une stimulation quelconque, il peut arriver que les organes de l'activité acquièrent une telle susceptibilité, que la moindre excitation émanant de tout autre mobile que celui qui est ordinairement prépondérant, suffise pour surexciter ces organes et susciter ainsi par réaction une crise plus ou moins aiguë. Les accès ont alors une tendance très grande à la reproduction, et leur intensité, par l'effet de la répétition, se trouve accrue. Cette augmentation d'intensité peut être assez grande pour aller même jusqu'à la perte de connaissance. N'est-ce point ce qu'on constate chez les hystériques, qui deviennent épileptiques à la suite de la répétition prolongée de leurs accès?

Les accès que nous venons de signaler peuvent-ils naître spontanément sans aucune prédisposition antérieure? Généralement, on ne les observe que chez les sujets d'une constitntion pour ainsi dire particulière. Ces malades ont présenté ou présentent encore des dispositions insolites. Presque toujours on signale chez eux une influence héréditaire. Il est donc permis de penser qu'ordinairement les maladies dont ils sont atteints ne naissent jamais spontanément, qu'elles ne surviennent que rarement comme accident dans le cours d'une existence. Chaque accès paraît, au contraire, être amené par une disposition spéciale qui constitue ce qu'on nomme une prédisposition. Cependant il serait peu exact de croire que la prédisposition donne toujours lieu à telles ou telles manifestations cérébrales ou nerveuses, se transmettant nécessairement les mêmes d'ascendants à descendants. Souvent telle forme héréditaire de maladie existera depuis longtemps dans une famille, et cependant on verra apparaître chez un descendant des manifestations ayant un tout autre caractère, et cela sous l'influence d'habitudes nouvellement contractées, qui viendront en apparence troubler l'action de l'hérédité. Dans ces cas, l'état d'instabilité où se trouve le cerveau, par le fait de la prédisposition héréditaire, permet, en quelque sorte, la substitution d'un symptôme à un autre, la maladie résidant au fond dans le désordre cérébral. Dans un autre sens, certains excès, tels, par exemple, que les excès sexuels ou d'ivrognerie répétés, pourront, chez un individu prédisposé, par ses antécédents et sa constitution cérébrale, à la violence, à la colère, déterminer des actes de cette nature par leur action sur l'instinct destructeur, sans que rien dans la conduite de l'individu ait pu faire prévoir l'explosion de ces divers actes.

On pourrait donc penser qu'avec une meilleure culture morale ou avec une hygiène convenable, on arriverait inversement à soustraire certains sujets prédisposés à l'action d'une influence héréditaire, ou tout au moins à en atténuer les effets. Mais, par contre, si le milieu propre à l'individu lui est trop défavorable, les prédispositions héréditaires pourront s'y aggraver, et même donner lieu à des manifestations d'une nature plus inquiétante que celles qui ont été constatées chez les ascendants. Nous reviendrons d'ailleurs sur cet intéressant sujet.

Dans les états que nous venons de signaler, l'influence de l'habitude est toujours considérable. Aussi, suffit-il parfois de se livrer régulièrement à certaines pratiques pour que, après un temps plus ou moins long, certaines manifestations aient une tendance à se reproduire et prennent un caractère d'irrésistibilité. L'effet de l'habitude consiste, comme on sait, dans la reproduction de certains actes, sans l'intervention de l'agent qui les a suscités. Ces actes acquièrent, en outre, une disposition à se reproduire plus facilement, ce qui constitue une sorte de progrès ou de perfectionnement. On concevra mieux la puissance de ces pratiques dans les cas qui nous occupent, si l'on songe que nos fonctions sont d'autant plus modifiables qu'elles sont plus élevées en dignité. C'est, en effet, sur les fonctions cérébrales, morales ou mentales que se fait sentir de préférence l'action de l'habitude.

Nous connaissons tous les tristes conséquences de l'ivrognerie. L'organisme finit par s'habituer à cette surexcitation particulière qu'exerce sur ses fonctions l'usage des boissons spiritueuses; et, quand cet usage devient constant, non-seulement on éprouve un bien-être de la stimulation exercée ainsi sur l'économie entière, mais son retour périodique finit par susciter des besoins impérieux, qu'il faut bon gré mal gré satisfaire. L'organisme réclame cette stimulation, au point qu'il en résulte un véritable malaise, à la fois cérébral et corporel, quand on en est privé.

C'est quelque chose d'analogue, quoiqu'à un degré moindre, qui se produit chez les grands fumeurs, lesquels ont toutes les peines du monde pour renoncer à l'habitude du tabac. On en dira autant des fumeurs d'opium. On ne saurait dire que tel ou tel organe cérébral soit plus particulièrement affecté par l'abus de ces divers excitants, alcool, opium ou tabac; mais le cerveau tout entier, et peut-être les ganglions sensitifs aussi contractent certaines habitudes dont les effets se font à la longue impérieusement sentir.

Il est encore d'autres habitudes qui peuvent prendre possession de nous, par exemple, les habitudes de la débauche. Indépendamment de l'excitation des sens, il y a surtout ici une surexcitation cérébrale qui donne lieu progressivement à une sorte d'état d'éréthisme à la fois nerveux et moral. La satisfaction renouvelée du désir, associe peu à peu à l'instinct surexcité des sensations et des images; la surexcitation des unes et la manifestation des autres, en retentissant sur un instinct déjà fortement éveillé, provoquent des ardeurs irrésistibles. On constate, que chez le vieillard, qui n'a pas su modérer à temps ses désirs, l'organe cérébral de la sexualité peut être encore très éveillé, alors que les sens sont depuis longtemps émoussés et que l'impuissance s'est produite. En ce cas, le cortége des souvenirs sensuels et des images lubriques se présente à son esprit pour le pousser à des actes qu'il ne peut maîtriser.

Tous les phénomènes que nous venons de passer en revue ont été suscités, comme on le voit, par l'état d'exaltation auquel peuvent s'élever certains instincts égoïstes. Par l'action de ces instincts sur les organes de l'activité, il se produit, comme on a vu, des mouvements dont l'irrésistibilité est incontestable. Celle-ci s'accroît encore, ainsi que nous l'avons dit, par l'effet de l'habitude, dont l'action s'ajoute aux surexcitations quelconques qui ont suscité ces divers mouvements. Ordinairement, l'intelligence reste intacte dans le cours de ces différents phénomènes. Le malade sait parfaitement ce qu'il fait, bien qu'il ne puisse pas faire autre chose et qu'il conserve, après chaque accès, le souvenir de tout ce qui s'est passé dans son cours. Mais il arrive parfois qu'il y a pour lui perte de souvenir et perte de connaissance. Nous devons nous arrêter quelques instants sur ces deux phénomènes.

Le phénomène de l'attention consiste, comme le mot l'indique, en une tension plus ou moins vive de l'esprit vers un sujet déterminé, extérieur ou intérieur. L'attention est provoquée ou soutenue par l'intérêt que nous prenons à une chose. C'est donc un mobile affectif qui la provoque. Ce mobile fait nécessairement appel aux organes de l'activité, et surtout à celui de la fermeté, qui prévaut dans tout le cours du phénomène. Les deux autres organes pratiques, courage et prudence, interviennent aussi, et principalement au début, pour fixer la décision. Si l'attention est fortement soutenue, l'esprit reste tendu vers une seule chose, et tout ce qui s'accomplit au dehors lui reste étranger. L'usage des sens peut être en ce cas suspendu; l'individu devient insensible à tous les agents extérieurs et même aux plus énergiques excitations, comme on le constate par exemple dans l'extase.

On voit par là que pour sentir, aussi bien que pour

arriver à une notion quelconque, le concours de la volonté est indispensable. Pour s'en rendre compte, il est nécessaire de se rappeler que nous sommes habituellement, à l'égard de nos sens, dans un état passif, et que nous ne sortons de cet état que lorsque la sensibilité est éveillée par un agent extérieur. En ce cas, l'attention se porte vers l'impression sensitive, et il y a alors perception. Mais quand une forte tension de l'esprit tourne toutes nos forces cérébrales vers un sujet ou un objet quelconque, nous nous trouvons dans un état exceptionnel d'activité cérébrale, et non-seulement tout ce qui s'accomplit autour de nous passe inaperçu, mais une impression sensitive elle-même ne suscitera parfois aucune perception. Le concours des organes de l'activité, comme on le voit, est nécessaire, non-seulement pour vouloir et connaître, mais encore pour sentir, puisqu'il n'y a pas perception ou sensation quand les organes sont fortement occupés au dehors ou au dedans.

Il n'est donc pas étonnant que, dans les actes provoqués par une passion s'élevant à un degré exceptionnel d'exaltation, nous restions étrangers à tout ce qui se passe hors de nous, et que nous devenions insensibles à toutes les stimulations extérieures.

Mais, en sens inverse, on garde très vivement le souvenir des phénomènes vers lesquels l'esprit s'est trouvé tendu. Ainsi, l'extatique se rappelle ses visions, le savant et le penseur conservent les résultats de leurs méditations. Il suffit souvent qu'une image cérébrale naisse spontanément pour ramener l'ensemble des souvenirs se rattachant à l'ensemble des préoccupations antérieures. L'activité de la région spéculative explique suffisamment l'apparition spontanée de cette image. Mais, d'autres fois, elle peut être suscitée par la reproduction du sentiment qui a présidé à l'opération d'où elle est primitivement née. C'est ce qui a lieu encore lorsque les images du rêve se présentent à notre esprit; mais, toujours pour rappeler un souvenir, il faut rétablir la filiation des idées et les rattacher à d'autres plus vivaces, mieux présentes à l'esprit, ou à des faits qui s'y lient. D'après cela, on conçoit que, dans quelques-uns des états pathologiques, le souvenir des faits accomplis puisse faire défaut. Il suffit, en effet, que l'action ait été précipitée ou que les impressions extérieures d'où naissent les images aient été trop fugaces. Dans ces cas, il n'y a pas de souvenir possible, puisqu'il n'y a pas eu production d'idées ou d'images.

Nous avons dit que l'agitation cérébrale peut aller jusqu'à la perte de connaissance. Ce cas sera examiné dans la seconde partie de ce travail; pour le moment, qu'il me suffise de rappeler que tout mouvement, même aveugle, suppose toujours la participation de la région de l'activité, qui peut sans doute entrer spontanément en jeu, comme nous l'avons dit, mais qui réclame ordinairement pour cela la stimulation d'un mobile affectif quelconque. Si cette stimulation est trop énergique, son retentissement sur les organes de l'activité amènera en quelque sorte, par excès d'innervation, la paralysie passagère de la région motrice, et, par suite, non-seulement abolition de toute volonté, mais encore suspension de tous mouvements volontaires, et enfin un état de prostration de l'individu et sa chute même. C'est ce qu'on constate dans les violents accès de colère, dans certaines attaques d'hystérie. Il faut chercher peut-être dans cette stimulation insolite des organes de l'activité le début de certains cas d'épilepsie, ainsi que nous aurons l'occasion de le faire voir plus tard.

Plusieurs des faits pathologiques précédemment signalés ont été qualifiés de folie par certains praticiens On a vu la folie chez le malade qui s'introduit dans un cimetière pour violer une sépulture; on l'a vue aussi chez celui qui contemple avec une sorte de satisfaction l'incendie qu'il a allumé. Rien dans ces actes ne permet de les qualifier de la sorte. Il y a là aliénation, mais non folie. Il est indispensable de motiver cette distinction, qui peut être très importante au point de vue de la médecine légale.

La folie proprement dite, fait observer Auguste Comte, se caractérise par « un excès de subjectivité, même sans hallucination spéciale, quand l'appareil méditatif ne rectifie pas les indications de l'appareil contemplatif. » L'excès de subjectivité est ici occasionné par l'exaltation d'un instinct prépondérant, assez énergique dans ses manifestations pour nous pousser à substituer nos conceptions intérieures à la réalité, qu'on arrive de la sorte à altérer, à remplacer même par des types purement subjectifs. En ce cas, la méditation ne peut, en effet, rectifier les écarts de l'imagination, pas plus que les indications que fournit l'appareil contemplatif.

La folie implique toujours l'aliénation, puisque le malade, aveuglé par ses illusions, ne peut conformer sa conduite aux exigences d'une situation déterminée. Mais l'aliéné n'est pas toujours fou. Le monde extérieur ne cesse jamais de lui apparaître tel qu'il est. Il n'a aucune tendance à l'oublier; il en tient compte, au contraire, comme celui qui, pour pénétrer dans un cimetière, prend toutes ses précautions, déjoue la surveillance des gardiens et qui, lorsqu'il est arrêté, déclare qu'il savait parfaitement ce qu'il faisait, et qu'il a cédé à une impulsion irrésistible. La caractéristique de la folie, nous le répétons, c'est un excès de subjectivité, tandis que l'aliénation nous prive seulement des moyens de conformer notre conduite aux exigences d'une situation donnée, matérielle ou sociale.

Ce n'est pas seulement l'exaltation d'une passion qui pousse à l'aliénation; on peut être encore aliéné lorsque les organes qui stimulent nos mouvements et poussent aux résolutions, c'est-à-dire les organes de l'activité, sont dans un tel état d'exaltation que la moindre stimulation précipite leur action et nous met dans l'impossibilité de nous renseigner et de savoir s'il y a ou non convenance d'agir.

Tous les mouvements plus ou moins irrésistibles que nous venons de signaler ont été suscités par l'exaltation insolite de certains mobiles affectifs, tous de nature égoïste. Nous pouvons nous poser maintenant cette autre question : nos mobiles altruistes ou sympathiques peuvent-ils provoquer des impulsions semblables à celles que nous venons de décrire, c'est-à-dire irrésistibles comme eux dans leurs manifestations? Pour être rares, on ne les constate pas moins quelquefois.

Nos instincts sympathiques sont au nombre de trois. Ce sont l'attachement, la vénération et la bonté. L'attachement s'exerce d'égal à égal; la vénération, qui nous dispose à la soumission, d'inférieur à supérieur, enfin la bonté, dont le caractère est de faire du bien, de supérieur à inférieur.

Dans le phénomène si complexe de l'amour, l'attachement s'associe ordinairement à différents mobiles égoïstes; et chez l'homme, c'est principalement à l'instinct sexuel et à la vanité. Les impulsions irrésistibles de l'amour ne sont pas d'habitude suscitées par le pur attachement, mais plutôt par les instincts auxquels se trouve associé ce dernier sentiment, d'où les effets terribles de la jalousie.

Dans l'amour maternel, la bonté et l'attachement sont alliés à l'instinct maternel proprement dit, sentiment très égoïste, sorte d'égoïsme qui nous lie en quelque sorte à tout ce qui émane de nous. C'est comme l'a dit Auguste Comte, l'amour des produits. Nous avons vu dans la grossesse et l'hystérie les effets de l'amour maternel surexcité. Par conséquent, dans tous les mouvements irrésistibles provoqués par l'amour maternel, il faut habituellement attribuer ses effets plutôt à l'instinct égoïste qu'aux instincts sympathiques qui lui sont associés.

La vénération ne se prête à aucune confusion semblable, bien qu'elle s'allie souvent à la vanité, comme la bonté s'associe d'ailleurs à l'orgueil. Mais ces associations ne donnent jamais lieu à des impulsions comparables aux précédents.

Nos trois instincts sympathiques ne suscitent ordinairement aucun mouvement qu'on ne puisse maîtriser. Ce n'est qu'en quelques cas très exceptionnels que leurs impulsions deviennent irrésistibles. Comme tous nos autres mobiles, ils poussent aussi à l'action; mais leur rôle est de nous disposer à l'oubli de la personnalité, en éveillant en nous des images sympathiques, et surtout en nous disposant à compatir aux souffrances d'autrui. Ils peuvent s'élever, quoique assez rarement, à une très grande exaltation. Qui ne connaît les entraînements de l'amitié, l'enthousiasme que suscite l'amour des grandes choses, l'abnégation de la bonté? Cette exaltation est allée parfois jusqu'au délire. Mais il faut pour cela des circonstances exceptionnelles.

L'attachement est, avons-nous dit, un sentiment qui suppose l'inégalité. Il tire ses satisfactions de la vie domestique, ou des relations intimes de la vie privée. Un cercle trop étendu ne lui convient guère; il peut avoir aussi ses transports.

Les deux autres mobiles sympathiques ne trouvent au contraire leur principal aliment que dans la vie sociale. Si les natures où règne l'exaltation égoïste sont rares, celles où les sentiments sociaux s'élèvent à un semblable degré d'intensité ne sauraient être plus communes. Cette observation rappelle le classement que Broussais a donné des hommes. Dans deux petits groupes également exceptionnels, il rangeait les bons et les mauvais. Entre ces deux groupes, il plaçait la grande masse des indifférents. Les natures exceptionnelles sont donc toujours fort rares. Si élevés cependant qu'on suppose les types d'élite, ils ne produisent ce qu'on est en droit d'attendre d'eux qu'en des circonstances particulières, quand la vie sociale fournit un digne exercice de leurs nobles aptitudes. C'est, en effet, dans les moments de crise, dans les grandes époques de l'histoire qu'on constate les grands mouvements de l'âme.

Si nous avons admis que les dispositions qui constituent les monstruosités individuelles, avec leurs impulsions fatales, ne naissent pas spontanément, et qu'il existe toujours, avant leur manifestation, une certaine prédisposition, une influence héréditaire, nous devons, à plus forte raison, admettre que celles qui sont propres aux grandes natures, où l'on constate de nobles élans, de grands mouvements de l'âme, sont les produits, non pas seulement d'une bonne culture individuelle, mais aussi de l'action de l'hérédité, qui transmet dans certaines familles les nobles sentiments, les grands mobiles.

Les grandes familles ont à peu près disparu de nos jours, tous les rangs se sont confondus. Aussi est-il difficile désormais de suivre chez elles les lois de la transmission héréditaire ; mais l'histoire, bien consultée, fournit cependant à cet égard de précieux renseignements. Si nous sommes peu disposés aujourd'hui, par nos préjugés égalitaires, à admettre la succession héréditaire des natures d'élite, il est bien certain qu'il faut l'admettre chez les animaux, et les éleveurs qui l'ont constatée se garderaient bien de laisser au hasard le croisement des types qu'ils veulent conserver purs. Cette succession ne saurait ne pas exister dans notre espèce, la plus perfectible de toutes, et où, par suite, l'influence de l'hérédité doit se faire sentir de la façon la plus suivie. Aussi ne croyons-nous rien avancer de paradoxal en affirmant qu'aux débuts de la civilisation, l'intelligence, aussi bien que la bonté et le courage, étaient les priviléges de certaines familles mieux cultivées, et où les bienfaits de la culture ne se perdaient pas par des alliances avec les types inferieurs.

Le niveau social s'est graduellement élevé sans doute, et le privilége de certaines familles s'est en grande partie effacé ; mais la transmission des facultés supérieures n'exige pas moins certaines conditions exceptionnelles, toujours très difficiles à découvrir dans la fusion des types propres à nos sociétés mêlées. Le génie réclame des conditions de temps et de filiation, auxquelles il faut ajouter celles d'éducation et de culture. Pour me servir de l'expression que j'adoucis, d'un prolétaire, chez qui l'esprit d'observation et les préoccupations sociales avaient suppléé à l'insuffisance de la préparation, il ne suffit pas pour faire un homme de rapprocher deux êtres humains.

Nous le répétons, les grands mouvements qui produisent l'enthousiasme, l'abnégation personnelle, l'oubli de soi-même, réclament toujours des conditions de temps et de lieu ; ils réclament en outre, conformément à ce que nous venons de dire, une action héréditaire, à laquelle il faut joindre la culture personnelle, intellectuelle et morale. Il ne faudrait pas, certes, juger nos vieilles castes d'après leurs chétifs descendants, d'ailleurs souvent croisés. Enlevées à leur office social, elles se sont dégradées par les écarts de l'esprit de domination privé de ses correctifs naturels, comme les parvenus qu'elles n'ont pas su contenir. D'ailleurs, leur éloignement des grandes fonctions gouvernementales, leur état de disponibilité sociale et mentale, a introduit dans leur existence de nouvelles conditions, qui n'ont pas tardé à susciter dans leur constitution même des modifications organiques très appréciables, comme la disposition à engraisser qu'elles ont aujourd'hui de commun avec les nouveaux venus à la fortune.

Il a été reconnu précédemment que certaines pratiques, se renouvelant d'une façon en quelque sorte périodique, suffisent pour pousser nos mobiles égoïstes à une extrême exaltation. Nous ne pouvons nous refuser à croire qu'une action analogue exercée sur nos mobiles élevés ne puisse produire des effets semblables. Les trois grandes lois qui président à tous les phénomènes de la vie animale s'appliquent à tous les cas. Par la loi de l'exercice et par celle de l'habitude, aussi bien que par celle du perfectionnement, nos facultés, surtout supérieures, comportent comme plus perfectibles, de grandes modifications, où il faut chercher l'origine de nos progrès quelconques, sociaux ou moraux. Si une éducation bien dirigée peut contenir l'essor de certains instincts égoïstes, que ne produira-t-elle pas pour développer nos grands mobiles, quand elle s'exercera sur un organisme déjà bien disposé par la transmission héréditaire?

Il est facile maintenant de voir, en résumant tout ce qui vient d'être dit, que trois sortes d'influences concourent toujours à l'avènement des grands types sociaux : l'action toute puissante de l'hérédité, l'éducation, qui assure le développement de facultés ainsi transmises, enfin les conditions de temps et de lieux, qui constituent le milieu social où se développe l'individu. Dans ces conditions, une grande nature peut s'élever rapidement à l'épanouissement du génie et jusqu'au sublime de l'enthousiasme. C'est ainsi qu'on voit surgir les saint Paul, les Mahomet, les saint Bernard, dans l'ordre spirituel; les César, les Charlemagne, etc., dans l'ordre temporel, enfin toute la grande phalange des penseurs et des vulgarisateurs. Mais il est une particularité, dans toutes ces éclosions exceptionnelles, sur laquelle il convient d'arrêter l'attention.

Tous les grands mouvements sociaux ont eu leurs apôtres et leurs martyrs. Il n'est donc plus permis de voir dans l'enthousiasme religieux, même dans celui qui pousse au sacrifice de la vie, et qui fait affronter les plus horribles supplices, un privilége spécial de la foi théologique. Tous ces phénomènes dont on peut déjà entrevoir les lois, ont jadis servi de texte à toutes les explications surnaturelles. Bien qu'on repousse de nos jours toutes ces explications, il n'existe pas moins, dans tous ces faits exceptionnels, quelque chose qui tient l'esprit en suspens et sur lequel il est bon de s'arrêter quelques instants.

Jusqu'à ce jour, le sacerdoce catholique a eu seul l'occasion de soumettre à une culture morale une population bien préparée à la recevoir. Ailleurs qu'en Occident, des tentatives analogues ont pu être faites, mais, faute d'un milieu convenablement façonné, elles n'ont abouti qu'à des résultats incomplets : telles les réformes mosaïques et boudiques. Seule, la vieille souche romaine pouvait goûter les avantages et les charmes d'une soumission volontaire. Sous l'action des patriciens romains, transformés, après la conquête, en directeurs spirituels, fut instituée une discipline morale, à laquelle furent soumises toutes les nouvelles générations. Ce fut le vieux monde romain façonné à l'obéissance et attendri par la féodalité, que le catholicisme se donna pour mission de diriger et de régler. Une discipline qui s'étendait à chaque élément de la famille occidentale, qui prenait l'homme dans le sein maternel pour le conduire jusqu'à la tombe, qui le soumettait, à chaque instant de la vie, à des pratiques destinées à lui rappeler ses devoirs et sa dépendance, devait à la longue transformer sa nature.

Tous les éléments de cette grande hiérarchie que le monde ancien n'avait pu soupçonner et où la société présente n'a vu qu'un moyen de domination, se trouvaient liés par des obligations mutuelles. Aussi en est-il sorti pour tous une série d'améliorations, dont les inférieurs bénéficièrent au moins autant que les supérieurs.

Mais c'est surtout chez les natures d'élite qu'une pareille discipline devait produire ses grands effets. N'en déplaise à ceux qui, dans leurs raisonnements, ont l'habitude de faire abstraction de la pression du passé, c'est parmi les chefs surtout spirituels qu'il faut chercher ces précieuses exceptions. Il n'est rien là qui doive surprendre un penseur. En effet, c'est principalement dans les anciennes familles patriciennes que se sont recrutés ces beaux types sacerdotaux qui ont perpétué à travers les siècles les grandes traditions de Rome.

Chez ces types formés pour le commandement et chez qui le sentiment de la dépendance sociale était devenu pour ainsi dire héréditaire, la culture catholique produisit des résultats inconnus jusqu'alors. L'habitude de la prière, un retour incessant sur soi-même, continrent bientôt en eux tous les élans de la personnalité, tandis que les devoirs sociaux fournissaient un aliment à leurs cœurs.

La foi qui soutenait toutes ces belles natures devait les disposer naturellement à voir, dans chaque élan de l'âme, le résultat d'une grâce spéciale. Une semblable croyance était aussi celle de tous les fidèles. Le moindre prêtre ne se trouvait-il pas d'ailleurs élevé au-dessus de la nature humaine, lui qui participait au plus imposant des mystères et par qui chaque jour s'accomplissait un miracle? Une grande âme façonnée par toutes ces saintes pratiques et poussée dans l'arène sociale par le sentiment d'une grande mission, par les nobles mobiles, qui présidaient aux actes d'une existence où tout était consacré au service d'autrui, pouvaient s'élever rapidement à un très haut degré d'exaltation. C'est dans ces conditions que les nobles impulsions devenaient sinon irrésistibles, mais tout au moins impérieuses. Dans tout l'occident, il n'est rien qui soit comparable au noble enthousiasme qui domina la vie d'un saint Paul ou d'un saint Bernard.

A ceux qui voient encore une action surnaturelle dans les actes de ces diverses existences, on pourra dire, l'étude positive de l'évolution humaine nous permet d'affirmer qu'en dehors du catholicisme, jamais la culture morale ne fut aussi largement pratiquée, aussi complétement instituée qu'elle l'a été sous ce régime, auquel nous devons la plupart de nos progrès moraux. Il n'est donc pas étonnant que, sous un régime où tout penseur verra désormais un noble pressentiment de l'avenir, nos mobiles sympathiques se soient élevés à ce haut degré de perfection qualifié de sainteté. Est-ce à dire que sous un autre régime, avec des moyens supérieurs de discipline et d'action, on ne pourra arriver à des résultats semblables et même supérieurs à ceux qui ont été obtenus en d'autres temps? Le seul exemple que nous puissions citer ne laissera aucun doute à cet égard. Mais qu'on nous permette, avant, de compléter ce qui vient d'être dit par quelques considérations, sans lesquelles il pourrait régner encore une certaine confusion dans l'esprit.

Nous aurions bien mal rendu notre pensée, si l'on pouvait croire que nous considérons comme ayant été toujours et entièrement dominées par des impulsions irrésistibles les belles existences que nous nous sommes complu à citer. Entre les actes pouvant être considérés comme irrésistibles, qu'on signale en elles et celles de même nature que provoque notre plus grossière personnalité, il y a cette différence que les uns semblent se manifester brusquement, tandis que les autres, bien que supposant, comme les premiers, une prédisposition héréditaire, réclament une culture de nature toute sociale, pour les élever à ce haut degré d'exaltation d'où proviennent les impulsions qu'on ne peut contenir et qu'on peut encore qualifier d'irrésistibles. Mais même dans ces conditions de préparation, ces impulsions doivent être considérées comme accidentelles. Une vie consacrée au service d'autrui, soumise à des pratiques destinées à rappeler le but désiré, à assurer le triomphe des mobiles les plus élevés, est certainement le résultat d'une volonté bien arrêtée, qui exclut toute idée d'impulsions irrésistibles; mais néanmoins, qu'on en reste bien convaincu, ces nobles existences, sous l'influence de certaines conditions extérieures, peuvent, à un moment donné, être à ce point dominées par l'exaltation sentimentale, que toutes les résolutions deviennent alors en quelque sorte fatales, et l'individu se trouve entraîné au-delà du but qu'il veut atteindre. L'action s'accomplit néanmoins, en pareil cas, suivant la direction habituellement donnée à tous les actes de la vie, et si l'individu ne peut s'arrêter dans la voie où il se trouve engagé, elle ne le mène pas moins au but désiré.

Qu'on consulte la vie des grands novateurs, des directeurs des hommes, on verra qu'ils se sont tous crus, à un moment donné, poussés fatalement vers l'accomplissement de certains actes. Se croyant placés comme des instruments entre les mains d'une puissance qui les dominait, ils se sont soumis à la volonté qui semblait les commander.

Que devient la liberté en pareil cas nous dira-t-on? Elle est suspendue évidemment, puisque l'individu, poussé fatalement vers un but, ne peut modifier son action conformément aux exigences d'une nouvelle situation extérieure. Mais il n'est pas moins vrai que l'individu ainsi poussé s'est librement préparé à l'action à laquelle il subordonnait la réalisation d'une noble entreprise.

Après ces diverses considérations, qu'on nous permette maintenant de montrer, dans un mémorable exemple, conformément à ce que nous avons annoncé, que la foi théologique ne peut désormais prétendre seule au privilége de susciter les grandes résolutions, les grandes impulsions. Bien que l'existence que nous allons rappeler n'ait rien présenté qui ait eu le caractère d'une impulsion irrésistible, il n'est pas moins certain qu'on peut la considérer comme ayant été dominé par une idée dont elle ne s'est jamais départie et dont la réalisation a été presque irrésistiblement poursuivie.

Nous avons eu l'insigne honneur, en notre temps de scepticisme et d'irrésolution, de vivre dans l'intimité d'un homme que l'amour de l'Humanité et la contemplation des belles choses avaient porté à la plus sublime abnégation. Cet homme se félicitait d'être né au sein d'une famille catholique, il était de commune extraction. Sa mère, douée d'une prodigieuse activité, était tout amour pour son fils et en était tendrement aimée. Dès l'âge de treize ans, après un prodigieux développement intellectuel, qui arrêta celui du corps, il dit avoir été émancipé de toutes croyances théologiques. A dix-huit ans, l'adolescent aspire à la régénération sociale. Il appelle bientôt les savants à constituer un sacerdoce nouveau, et proclame que la religion de l'Humanité doit enfin succéder à celle de Dieu. Avec une constance qui défie la misère, il consacre les plus belles années de sa vie à jeter les bases de l'édifice qu'il veut élever. Pour fonder une nouvelle religion et donner au cœur un nouvel aliment, il fallait que l'amour eût régénéré son âme ; à cette condition, il aura de grandes inspirations. Il associe une femme à sa mission ; par elle, son esprit s'illumine d'une soudaine clarté. Malgré la mort, elle reste la compagne de sa vie et son inspiratrice. En elle, il personnifie l'Humanité et, sous ses traits charmants, la Déesse des humains devient l'objet d'un véritable culte. Son cœur, assisté de son vaste génie, lui révèle alors, d'accord en cela avec ses prédécesseurs d'un autre temps, d'un autre culte, qu'il n'est point d'inspirations soutenues sans pratiques qui rappellent à chaque instant de la vie le but à atteindre, qui tiennent l'âme ouverte à toutes les saintes émotions. La prière devint ainsi pour lui une élévation de l'âme vers tout ce qui est digne d'être aimé. Il faut prier pour aimer, dit-il, c'est l'obligation éternelle de la vie. Il consacre, chaque jour, de longues heures à la prière ; il en donne les règles, qui coïncident avec celles qu'ont fixées ses prédécesseurs dans l'œuvre de la rédemption humaine.

L'amour de l'Humanité, qui ne fut jamais poussé aussi loin, a fait de cet homme un saint, en le détachant de tous les stimulants de la personnalité. Est-il nécessaire de dire son nom? Il nous a prouvé, ce qu'on ne pouvait que soupçonner avant lui, que les nobles sentiments, soutenus par des pratiques de tous les instants, tenant en éveil, par un saint exercice, les grandes aspirations, peuvent, comme le fit jadis l'amour de Dieu, produire des impulsions que rien ne saurait ni ébranler ni arrêter. Pendant toute une vie traversée par d'intimes souffrances, il se sentit toujours poussé vers l'accomplissement de la mission qu'il s'était donnée : il lui eût été impossible de s'en détourner. Comme saint Paul, il s'est trouvé libre dans la règle, il l'a aimée et recherchée; comme lui, il a impérieusement senti l'aiguillon du devoir, comme lui il a cru avoir charge d'âmes. Les disciples à qui il a confié la continuation de son œuvre ont cru pouvoir se passer des pratiques auxquelles s'était soumis leur maître. Aussi sont-ils restés sans ardeur et sans inspirations. Après vingt ans d'infructueux efforts, ils marquent encore le pas à la suite de la tourbe qui continue à se révolter contre les plus salutaires préjugés, quand tout réclame autour d'eux une direction. La foi qui vivifie n'a fait qu'effleurer leur esprit, elle n'a jamais touché leur cœur. Ce n'est pas avec vos combinaisons politiques, avec vos prétendants de toutes nuances, que vous régénérerez le monde, disait naguère un jeune ecclésiastique qui, comme ses pareils, connaissait les mérites de la prière; il faut des saints pour une pareille œuvre. Le positivisme attend encore les siens. Voilà le secret du temps d'arrêt qu'il semble subir en ce moment.

DES

IMPULSIONS IRRÉSISTIBLES

PROVOQUÉES OU ENTRETENUES

PAR L'EXALTATION DES ORGANES DE L'ACTIVITÉ

Les divers états pathologiques qui ont fait l'objet du travail qu'on vient de lire ont tous leur origine dans l'exaltation de nos mobiles affectifs. C'est leur action sur les organes de l'activité qui détermine les actes insolites que nous venons de signaler. Dans ceux qui vont nous occuper, les organes de l'activité entrent spontanément en jeu. Cependant, tout en reconnaissant que ces organes ont une activité propre, qui se traduit par les actes qu'ils suscitent, il ne faut pas moins admettre que, même dans les cas où l'on n'a pu constater qu'ils obéissent à une excitation passionnelle, cette activité a pu néanmoins être éveillée antérieurement par une stipulation de cette nature passée inaperçue. On peut donc penser que chez les sujets prédisposés aux impulsions que nous avons à étudier maintenant, une existence calme, exempte de toute émotion vive, aurait pu conjurer la manifestation d'un état pathologique qui, vu certaines prédispositions, peut être supposé comme étant toujours imminente. En sens inverse, on peut admettre que chez des sujets exempts de toute prédisposition, mais seulement très impressionnables, la fréquence de certaines stimulations passionnelles de·

rendre à la longue très excitables les organes de l'activité et donner lieu à des accès se reproduisant ensuite spontanément. On sait que tous les praticiens recommandent de combattre de bonne heure les accès d'hystérie à forme convulsive. Il est à craindre, en effet, ici, que l'exaltation passionnelle d'où provient la maladie, en retentissant d'une façon continue sur les organes de l'activité, ne donne lieu à des accès épileptiformes et finalement à de véritables accès d'épilepsie.

Quoi qu'il en soit, que les états pathologiques, dont nous allons nous occuper, résultent d'excitations passionnelles prolongées et très fréquentes, ou qu'elles naissent spontanément, leurs manifestations et leur marche ne restent pas moins les mêmes.

Toutes les diversités pathologiques qui font l'objet de ce second travail, par cela même qu'elles proviennent d'un état spécial des organes de l'activité, pourraient être considérées comme formant une même famille, à laquelle le nom de *maladies de l'activité* conviendrait naturellement. Mais comme elles présentent dans leurs manifestations un caractère incontestable l'irrésistibilité, pour cette raison, nous avons cru pouvoir les placer à la suite des impulsions tout affectives que nous avons étudiées précédemment. Nous espérons donc qu'on ne les y trouvera pas trop déplacées. D'ailleurs, nous n'écrivons pas un traité didactique.

Les fonctions de l'activité, avons-nous fait précédemment observer, sont au nombre de trois : courage, prudence et persévérance. Leur concours est indispensable à tous les actes de la vie. Mais, dans ce concours, l'une d'elles peut être prépondérante, ce qui fournit d'excellents signes pour déterminer les caractères individuels. Les distinctions qu'on a établies à cet égard proviennent précisément de l'état plus ou moins prépondérant de tel ou tel organe pratique. Ainsi, de tout temps, on a distingué les caractères en expansifs ou concentrés. Dans les uns, c'est le courage qui domine, c'est-à-dire la disposition à agir; dans les autres, au contraire, c'est la prudence, d'où la tendance à arrêter, à contenir toute décision. Nous ferons observer que les caractères expansifs sont naturellement gais, et les caractères concentrés, tristes. Le courage, en effet, par la confiance qu'il inspire, dispose à la joie; la prudence, au contraire, surtout quand elle est exagérée, retient les mouvements de l'âme et dispose à la tristesse. On peut dire inversement que la gaieté pousse à l'expansion, et la tristessé à la prudence.

Ces mêmes dispositions se retrouvent dans la maladie. Ainsi, Spurzheim le premier, je crois, a constaté que les lypémaniaques sont très circonspects ; tandis que les maniaques sont très communicatifs. Ces diverses considérations, soit dit en passant, permettent déjà de fixer les bases d'une classification des symptômes propres à la folie; ainsi, si l'on réserve le mot de manie pour désigner l'état de folie en général, on pourra, sous les deux expressions d'*exosmanie* ou manie expansive, et d'*endosmanie* ou manie concentrée, comprendre les deux modes propres à la folie.

La musique a consacré les deux états opposés de l'âme dans ses deux modes majeur et mineur, qui lui servent à désigner les passions gaies ou tristes. Grétry a fait à ce propos une fort jolie observation : si un compositeur, dit-il, avait à mener une armée au combat, il devrait le faire en majeur; si elle était battue, elle devrait être ramenée en mineur.

Le troisième organe pratique n'a donné lieu à aucune distinction aussi caractéristique que les deux précédents, dans la répartition des caractères. La fermeté peut s'associer soit à la prudence, soit au courage. Les grands caractères sont ceux où nos trois facultés pratiques se trouvent suffisamment combinées. Cependant le succès dépend souvent de la persévérance. Chez les natures ordinaires, la prudence ne s'associe à la persévérance que dans un but égoïste.

Nos facultés pratiques donnent lieu à certaines dispositions que nous devons rappeler succinctement.

Depuis longtemps Georges Leroy a rattaché le phénomène de l'ennui à un défaut d'activité. Comme les enfants, les animaux donnent eux-mêmes des signes d'ennui, lorsqu'on les condamne au repos. Sous le nom de *spleen*, l'ennui constitue, chez nos voisins d'outre-Manche, une maladie parfois grave à laquelle leur extrême activité pratique semble les prédisposer, quand elle est suspendue, pour un motif quelconque. Dans ces dispositions, un excès d'ennui peut pousser à des résolutions soudaines, voire au suicide.

Il est dans nos sociétés une foule d'individus qui semblent condamnés à s'agiter éternellement. Ils ne peuvent rester en repos, il faut qu'ils changent toujours de place. C'est une disposition qui est propre à certains sujets, chez qui l'épilepsie ou la paralysie générale pourra se manifester plus tard, sous une forme quelconque. Chez les riches, le besoin d'activité pousse aux voyages fréquents, aux déplacements de toutes sortes. Ils ont toujours une excellente raison à donner pour quitter leur domicile. Ce même besoin d'activité caractérise toute une classe de malheureux qu'on rencontre par monts et par vaux, et qu'on confondrait bien à tort avec les mendiants de profession, chez qui l'excès contraire, c'est-à-dire la paresse, règne souverainement. Cette classe d'agités est celle des vagabonds. Certains riches voyageurs seraient des vagabonds, s'ils étaient dans une condition inférieure. C'est presque toujours à tort que la police voit des malfaiteurs chez tous les vagabonds. Certains d'entre eux lui fourniraient d'excellents renseignements, si elle se montrait moins inhumaine envers eux. On trouve souvent chez les vagabonds des sentiments fort élevés et parfois une grande dignité de caractère, qui semble incompatible avec leurs dispositions habituelles. Souvent aussi, chez eux, le besoin de déplacement peut aller jusqu'à l'aliénation. On croit, en ce cas, avoir affaire à un coupable, et l'on a sous les yeux un malade. Nous avons dit qu'il faut toujours distinguer l'aliénation de la folie. Un fou est toujours aliéné, mais l'aliéné n'est pas toujours fou. Tout ce qui met l'individu dans l'impossibilité de conformer sa conduite aux exigences de ses conditions extérieures d'existence, le pousse à l'aliénation, mais non pas forcément à la folie.

On nous a communiqué dernièrement un fait que nous reproduisons ici, en le résumant : Un jeune homme, appartenant à une famille d'honnêtes artisans, quitte son pays et s'en va battant la campagne, malgré les observations de ses parents, dont il n'avait jamais eu à se plaindre et qui n'avaient à lui reprocher que son extrême mobilité de caractère. Il a bientôt fait un grand nombre de places. Sa conduite est exemplaire comme honnêteté; après quelques semaines, ou quelques jours d'habitation dans une localité, il est pris d'un désir de déplacement qu'il ne peut maîtriser et qui l'emporte à la fin sur toutes ses résolutions. Il est réclamé pour le service militaire et, après un certain temps, il quitte son corps. Condamné comme déserteur, il est envoyé dans une compagnie de discipline en Afrique. C'est un malade que le conseil de guerre a condamné.

Les grands voyageurs, ceux qui vont à la découverte de nouvelles terres, à l'exploration des anciens continents, sont tous plus ou moins possédés du besoin de déplacement, d'un excès d'activité qu'ils n'arrivent pas toujours à contenir. C'est de ces hommes que Diderot disait que pour vivre comme eux il ne faut n'aimer ni parents, ni amis, ni famille, ni maison. Ils ne sont pas toujours libres de leurs résolutions : il faut qu'ils marchent, qu'ils aillent devant eux.

A ce besoin de déplacement s'associe souvent chez eux

une certaine dose de curiosité. Ce dernier sentiment est encore propre aux gens d'une grande activité, chez lesquels il s'allie à une incontestable vanité. La vanité, dont la nature est de pousser en avant, de même que celle de l'orgueil est de pousser en haut, trouve un puissant auxiliaire dans notre premier organe pratique, avec lequel la théorie du cerveau le fait confiner. Il est des personnes qui ne peuvent résister aux impulsions de la curiosité. Elles les portent à décacheter les lettres, à violer les secrets, à s'occuper de tout ce qui ne les regarde pas. C'est le défaut mignon des femmes. Quand la vanité s'allie chez elles à l'instinct destructeur, elle donne lieu aux commérages de toutes sortes, aux indiscrétions qui troublent le repos des familles.

Le premier de nos organes pratiques, l'organe du courage, qu'Auguste Comte a qualifié sous la désignation plus générale d'organe des mouvements excités, donne lieu à de nombreuses manifestations de nature pathologique, parmi lesquelles figurent l'épilepsie et la paralysie générale. Il n'est pas de praticien qui n'ait constaté les airs de parenté qui existent entre ces deux affections, et qui ne sache qu'elles s'associent parfois l'une à l'autre.

L'épilepsie est certainement une des plus terribles maladies qui affligent notre espèce. Son congénère, la paralysie générale, serait aussi redoutable, si la mort n'en était la terminaison rapide. La nature de l'épilepsie est restée jusqu'à ce jour inconnue; cependant aucune maladie n'a peut-être autant attiré l'attention du public, ni autant exercé la sagacité des médecins. Les travaux d'Auguste Comte sur les fonctions du cerveau et sur leur harmonie nécessaire avaient assez préparé la connaissance de la redoutable maladie, pour qu'un de ses disciples immédiats ait pu en fixer la nature et le siége. Nous avons développé déjà cette théorie dans notre volume sur les *Maladies du cerveau et de l'innervation*, auquel nous renvoyons le lecteur pour de plus amples détails.

Tout dernièrement, l'étude de l'épilepsie a donné lieu encore à d'intéressantes recherches. Trousseau d'abord, et plus tard MM. Morel et Legrand du Saulle ont rattaché à la maladie un grand nombre d'états pathologiques restés sans position précise dans nos recueils médicaux. Sous le titre d'épilepsie larvées, ces praticiens, et surtout le dernier, ont décrit toute une suite de symptômes dont le caractère ne saurait être désormais douteux. Aux deux catégories de symptômes qualifiés de grand et de petit mal, nous pourrons donc en ajouter une troisième.

Ces trois sortes de symptômes ont un caractère commun : la perte de connaissance, ou tout au moins la perte du souvenir de tout ce qui s'est fait pendant l'accès. Ce caractère commun, essentiellement pathognomonique, permet de fixer la nature de ces divers symptômes et de les différencier de toute autre affection cérébrale. Une maladie, où l'on constate la perte de connaissance sans cause assignable, doit toujours éveiller vivement l'attention du médecin. Dans ce cas, il faudra toujours redouter l'explosion de la terrible maladie, ou de son congénère la paralysie générale.

Parmi les trois formes propres à l'épilepsie que nous signalons ici, il n'y a guère que dans le cas d'épilepsie larvée qu'on constate réellement des impulsions irrésistibles. Mais, comme nous ne pourrions fixer la nature de ces impulsions si nous ne les rattachions à l'épilepsie elle-même, nous nous trouvons, en quelque sorte, forcés de procéder à l'étude de cette dernière affection. Sans cette étude préalable, nous serions dans l'impossibilité de rattacher à son siége le caractère distinctif des impulsions irrésistibles propres aux épilepsies dites larvées. Nous décrirons donc successivement les trois formes qu'affecte la terrible maladie.

Voici la description de l'accès complet qualifié de grand mal; nous reproduisons ici ce que, d'après Trousseau, nous avons exposé ailleurs.

Le malade chez qui survient un accès d'épilepsie pousse ordinairement un cri et tombe brusquement en avant, le plus souvent la face contre terre. Il est pâle; surviennent aussitôt des convulsions. Ce sont d'abord des contractions toniques; elles sont violentes et prédominent d'un côté du corps. Les muscles sont fortement contractés; ils ne présentent aucune alternative de relâchement. Leur roideur est excessive, ils ont la consistance d'une corde mouillée. Les mouvements respiratoires sont suspendus, les muscles pectoraux et le diaphragme sont immobilisés. Après que les contractions toniques ont duré *quelques secondes*, la face commence à se colorer, la rougeur succède à la pâleur. Les vaisseaux du cou deviennent turgescents, le visage est rouge livide. C'est la fin de la première période, période de convulsions toniques. Elle ne dure que quelques secondes.

A cette première période succède un état d'extrême agitation, présentant des alternatives de flexion et d'extension musculaire. C'est la période que tout le monde connaît et qu'on peut simuler plus ou moins facilement. Les convulsions deviennent de plus en plus larges, leur amplitude va graduellement croissante jusqu'au moment d'une grande détente. Le patient pousse, quand elle survient, un grand soupir, et l'attaque convulsive est terminée. Les deux périodes ont duré en tout une, deux, au plus trois minutes, qui pour les familles sont des heures d'angoisse et d'horrible anxiété.

La troisième période est un état apoplectiforme. Le malade ressemble à un individu qu'on vient d'assommer. On le dirait frappé d'apoplexie ou plongé dans la torpeur de l'ivresse; la respiration est laborieuse; la bouche est couverte d'une salive écumante, sanglante. La stupeur est profonde, l'immobilité est complète. Lorsque les paupières sont soulevées, on trouve les pupilles dilatées ; elles ne se contractent point sous l'influence de la plus vive lumière. L'individu n'entend rien; il est indifférent aux odeurs, aux saveurs. Cependant le malade ouvre peu à peu les yeux, il cherche à se relever; ses mouvements sont ceux d'un homme ivre, il se prête à tout avec indifférence ; son intelligence reste longtemps obtuse. Pendant quelques heures, il conserve du mal à la tête, de la confusion dans les idées; sa mémoire a de la peine à se rétablir. Il n'a aucune conscience de tout ce qui vient de se passer autour de lui. Parfois, il reste momentanément paralysé d'un membre, de tout un côté du corps.

Souvent, après l'attaque, on constate à la peau de petites taches, comme des piqûres de puces, qui ne disparaissent pas à la pression. Ce sont de petites ecchymoses produites par la rupture des capillaires cutanées. Ces ecchymoses, se demande Trousseau, n'existent-elles pas aussi dans le cerveau et la moelle épinière et ne peuvent-elles pas être la cause de certains accidents paralytiques? Dans les autopsies, on les a constatées; il faut donc admettre qu'elles puissent provoquer ces accidents. Mais, quand ceux-ci se dissipent brusquement et peu de temps après l'accès, ne faut-il pas leur chercher une autre cause ?

Les ouvertures cadavériques n'ont rien révélé sur la nature et le siége de l'épilepsie.

Le haut-mal présente des variétés diverses. L'individu peut tomber comme foudroyé ou s'affaisser peu à peu et perdre connaissance, et tout cela sans mouvements convulsifs. Souvent il n'éprouve qu'un simple étourdissement et, quand il revient à lui-même, il paraît étonné. Dans ce cas, la première période, la période tonique, a seule existé. Parfois, elle semble manquer et le sujet est pris de con vulsions. Parfois, toutes les périodes existent, mais faible ment. Les accès d'épilepsie peuvent encore se succéder en très peu de temps et présenter une série d'attaques.

La seconde forme que présente l'épilepsie a été qualifiée de petit-mal ou de vertige épileptique. Voici, d'après Trousseau, la description d'une attaque vertigineuse : c'est une jeune fille qui est le sujet de l'observation. « Tout à coup elle perdait conscience de ce qu'elle faisait, lâchant et le plus souvent lançant loin d'elle les objets qu'elle tenait à la main; tantôt elle se mettait à sauter sur ses pieds, tournant autour de son lit, comme pour chercher quelque chose ; tantôt elle tombait par terre ; son visage se couvrait d'une pâleur très passagère, ses yeux se renversaient convulsivement sous la paupière supérieure, en gardant une fixité extraordinaire ; ou bien elle se mettait à battre rapidement des mains ; si elle était dans son lit, elle s'asseyait et prenait les couvertures comme pour les ramener sur elle ; l'attaque durait à peine une demi-minute ; alors la malade s'écriait : C'est fini ! A peine gardait-elle une légère stupeur très passagère. Il y avait chez elle quelque chose de très remarquable : si on essayait de lui enlever les objets qu'elle tenait quelquefois dans ses mains, elle se précipitait avec une sorte de fureur pour les reprendre, et luttait jusqu'au moment où l'attaque se terminait. »

La maladie que nous venons de décrire, fait remarquer l'illustre professeur, avait débuté, il y avait un an, par des vertiges. Nous appellerons l'attention sur la disposition à la fureur propre à la malade ; nous la retrouvons chez les épileptiques du haut-mal. Souvent on constate également chez les malades du grand et du petit-mal, un sentiment de terreur. Ceux du petit-mal s'arrêteront parfois brusquement dans une conversation, pour la reprendre sans avoir conscience de leur interruption.

Il est des épileptiques du petit-mal qui quittent leur lit pour aller vaquer à une occupation habituelle. Ils répondent même à une interpellation ; mais sans se rappeler après, ce qu'ils ont dit ou fait. L'attaque du petit-mal peut être suivie d'un délire furieux ; d'autres fois, ce sont des hallucinations qui tourmentent le malade.

Il existe chez les épileptiques un symptôme très fréquent qu'on retrouve aussi bien dans le petit-mal que dans le grand-mal, c'est l'*aura épileptica*. Il précède ordinairement les accidents vertigineux et semble appartenir plus à l'épilepsie dite vertigineuse, qu'à l'épilepsie convulsive, sans doute parce que, dans cette dernière, la convulsion est presque instantanée. *L'aura* part d'un point quelconque et s'élève vers la tête. Il est inutile de la décrire, elle est assez connue des médecins.

L'épilepsie débute ordinairement dans le jeune âge et va en augmentant de gravité et d'intensité. Elle peut cependant apparaître à tout âge. Ses causes sont celles qu'on attribue à toutes les affections nerveuses et cérébrales. Bien qu'on ait soutenu le contraire, elle est héréditaire. Leuret, dans ses recherches sur l'épilepsie, dit que sur soixante-sept épileptiques observés par lui, trente-cinq le sont devenus à la suite de vives frayeurs.

Tel est le tableau raccourci, mais complet, des deux formes classiques de l'épilepsie. Une troisième forme admise aujourd'hui par les praticiens, sans rien ajouter aux connaissances que nous fournissent les deux précédentes, nous permettra de confirmer tout ce qui résulte de leur étude.

M. Legrand du Saulle, dans un livre récent (*Etude Médico-légale sur les épileptiques.* — Paris, Adrien Delahaye, 1877), a décrit, sous le titre d'épilepsie larvée, une foule de symptômes qu'il rattache à la terrible maladie et qui pour lui constituent de véritables états épileptiques, au même titre que tout ce qui a été décrit sous les désignations d'épilepsie convulsive et vertigineuse.

Voici la description qu'il donne de cette nouvelle forme de la maladie; nous l'empruntons textuellement à son livre :

« Il existe une catégorie d'individus, qui, à des époques, jusqu'à un certain point périodiques, sont susceptibles de présenter tout à coup des anomalies intellectuelles d'une durée très brève, des étrangetés de caractère, des violences de langage, des écarts de conduite ou des impulsions fâcheuses, avec ou sans troubles hallucinatoires de la vue, parfois avec une véritable *aura*, mais invariablement avec la perte absolue du souvenir de tout ce qui a pu se passer pendant ces éclipses partielles de raison, de volonté et de liberté morale. Ces individus, qui accomplissent parfois les actes les plus inattendus, ne sont excentriques, immoraux, extravagants ou malfaisants qu'à leur heure ; et, chaque fois qu'ils sont repris de leur sorte d'absence, ils disent identiquement les mêmes mots, s'emportent de la même façon, profèrent les mêmes injures, commettent les mêmes actes et obéissent aux mêmes impulsions. Il y a quelque chose comme un mécanisme à répétition, et, en face de ces retours d'une similitude uniforme, il semble, en vérité, qu'un objectif photographique ait surpris, circonscrit et immobilisé la manifestation vésanique qu'il en reste un cliché indélébile et qu'une épreuve nouvelle soit tirée de temps en temps.

« Ces individus, en dehors du début de la paralysie générale et de toute cause alcoolique, sont fréquemment pris, dans leurs moments de trouble, du besoin automatique de marcher droit devant eux, sans but défini, sans direction arrêtée ; et ils sont parfois loin de leur domicile ou du centre de leurs affaires, lorsqu'ils reviennent à eux, abandonnent aussitôt leur course inconsciente et reprennent logiquement le droit chemin. Qu'on le sache bien, ces hommes qui, à des intervalles plus ou moins éloignés, vagabondent ainsi sans le savoir, sont affectés d'épilepsie *frustre* ou *larvée*. Chez eux, la symptomatologie est inachevée et on ne retrouve que le côté intellectuel de la terrible névrose. La manifestation morbide est psychique ; c'est l'épilepsie de l'intelligence. Le vertige, les accès incomplets et l'attaque convulsive font défaut, ne se produisent que beaucoup plus tard, ou ne se montrent jamais. »

Pour achever ce tableau, nous citerons quelques observations empruntées au même auteur : « Voici un jeune homme très intelligent, qui appartient à une famille d'un rang très élevé. Il ne manque de rien et tous ses désirs sont comblés. Il a des goûts aristocratiques et des habitudes mondaines. Trois ou quatre fois par an, il éprouve à l'estomac une sensation particulière, toujours identique et, dans l'espace de quelques secondes, il se sent envahi par une sorte de vapeur qu'il ne peut pas définir, et son intelligence se trouble aussitôt. Lorsqu'il recouvre sa lucidité, au bout de quelques heures et parfois au bout d'un, de deux ou de trois jours, il est fort surpris de se trouver harassé de fatigue, très loin de chez lui, en chemin de fer ou en prison, les vêtements en désordre, couvert de poussière et de boue, ne ne souvenant de rien de ce qui a dû se passer et ayant dans les poches des porte-monnaies, des portefeuilles, des bijoux, des foulards, des porte-cigares, des canifs, des couteaux, des dentelles, des billets de banque, de l'or, des sous, des lettres, des papiers à cigarettes, des sondes en gomme, un hochet, une médaille de sauvetage, deux tabatières, un sifflet, des clefs et un cure-dents. Un commissaire de police, qui a classé et numéroté tous ces objets, l'interroge sur leur provenance, et le jeune homme balbutie et déclare en rougissant qu'il ne se rappelle rien, qu'il vient d'avoir *sa maladie* et qu'il est bien malheureux. »

Autre observation du même auteur : « En mai 1867, Philibert V..., âgé de vingt ans, assassine, au coin de la rue Princesse, à cinq heures du matin, un paisible père de famille qu'il n'avait jamais vu et qui emplissait tranquillement son seau d'eau à la borne-fontaine. Il est arrêté rue de l'Ancienne-Comédie, son couteau sanglant à la main, et conduit au poste ; puis, après une sommaire interrogation, il est envoyé au dépôt de la préfecture et confié à l'examen du médecin de l'infirmerie spéciale des aliénés.

« Placé dans mon service, à Bicêtre, Philibert V... me paraît au premier abord un garçon doux, raisonnable et incapable d'un mauvais sentiment. Il ne se souvient de rien et s'étonne d'avoir été renfermé, et demande à retourner à son domicile. J'interroge alors sa mère, et j'apprends que Philibert V... n'a jamais été atteint de maladies sérieuses; qu'il se porte habituellement très bien; qu'il est sobre et bon travailleur, mais que, de temps en temps, il est original, bizarre, irascible, menaçant, et qu'il fait volontiers des *coups de tête*. Il sort alors très troublé, se dirige généralement du côté des bois de Meudon, et rentre tout courbaturé au bout de vingt-quatre, trente-six ou quarante-huit heures, et, de la meilleure foi possible, il ne peut dire où il est allé, ni ce qu'il a fait, ni où il a couché, ni ce qu'il a mangé! Il se remet à travailler et redevient aussitôt ce qu'il était auparavant.

« La veille du crime, Philibert V... avait passé toute sa journée à l'Exposition universelle et il en avait rapporté des brochures protestantes qu'il lut pendant la nuit, malgré les supplications de sa mère, qui l'engageait à prendre du repos. Il s'était levé très exalté, s'était habillé avec bruit, avait injurié sa mère, s'était emparé du couteau de cuisine et était descendu furieux. C'est dans ces dispositions d'esprit qu'il tua la première personne qu'il rencontra.

« Dès son arrivée à Bicêtre, je fus convaincu de la réalité de son amnésie. Sachant *que l'aliéné se rappelle l'acte criminel qu'il a commis*, et que l'épileptique, au contraire, ne se souvient que très incomplètement ou pas du tout de ce qu'il a fait, je n'hésitai pas tout d'abord à me faire une opinion.

« Du mois de mai au mois de septembre 1867, il n'a présenté qu'une seule fois de l'exaltation intellectuelle passagère et un état de demi-turbulence. Le 19 septembre, il fut transféré administrativement dans l'asile de son département, et, le 25 septembre 1870, il fut rendu à la liberté sur la demande de sa mère, et après les plus actives démarches faites par elle. Son père, épileptique larvé, jadis traité à Bicêtre, puis transféré en province, est mort récemment, en démence complète, dans l'établissement public d'aliénés qui avait abrité Philibert V... pendant trois ans. »

A ces deux observations empruntées au récent volume du médecin de Bicêtre, j'ajoute la suivante, mais je ne puis en reproduire que les traits principaux. Il s'agit d'un enfant de douze ans environ, appartenant à une riche famille. Cet enfant habite une partie de l'année à la campagne avec ses parents; il s'y livre, en compagnie de son père, à l'exercice de la chasse. Il est habituellement turbulent, il présente dans sa conduite des périodes d'agitation et de calme. Voici ce qu'on constate parfois chez lui. A un moment donné, il lui arrivera de s'arrêter brusquement au milieu de ses jeux et de se poser dans l'attitude d'un chasseur qui aperçoit un oiseau. Il joint alors la parole au geste et s'écrie : « Le voilà, je le vois. » Il reste pendant quelque temps immobile dans cette position, fait ensuite quelques pas en avant, couche en joue l'oiseau qu'il semble apercevoir, ajuste son fusil, pousse un cri simulant la décharge d'une arme à feu. L'accès cesse alors brusquement et tout rentre dans l'ordre. L'enfant n'a aucune conscience, n'a gardé aucun souvenir de ce qu'il a fait. Le père de cet enfant s'est, dit-on, livré dans le temps à des libations alcooliques.

Nous venons de montrer les trois formes qu'affecte l'épilepsie. Depuis longtemps les deux premières ont été rattachées à la même origine. Mais ce n'est que depuis peu que la troisième a été rapprochée des deux autres. On ne saurait aujourd'hui conserver aucun doute sur sa nature. Cependant, avant ce rapprochement, tout le monde avait constaté l'irrésistibilité des impulsions propres à cette troisième forme. Pourrait-on expliquer l'irrésistibilité de ces impulsions sans une théorie générale de la terrible maladie qui fait le désespoir de tous les praticiens. Cette considération semble donc nous autoriser, comme nous l'avons déjà dit, à rapprocher sous un même titre les deux sortes d'affections que nous avons traitées dans les deux opuscules que nous réunissons ici.

En quoi consiste la nature de l'épilepsie? c'est ce que nous allons nous efforcer d'établir.

On ne saurait douter d'abord de l'origine cérébrale de la maladie. Au milieu des souffrances les plus grandes, de l'agitation la plus désordonnée, on ne constate jamais, dans les affections de la moelle, aucun trouble de nos facultés cérébrales; elles conservent en pareil cas toute leur lucidité. L'ataxie locomotrice, les ramollissements rachidiens, la chorée, le tétanos, les respectent toujours, sauf les modifications que suscite la douleur. Il ne nous semble pas possible, non plus, qu'on puisse donner à la maladie un autre siége que nos organes de l'activité. Nous avons vu que le symptôme commun à tous les cas d'épilepsie, que nous avons décrits, quelle que soit la forme qu'affecte le mal, est la perte de connaissance, ou l'abolition complète du souvenlr de tout ce qui s'est passé pendant l'accès.

D'après nos réflexions précédentes sur la manifestation de tout acte de volonté, on peut désormais affirmer que la suspension du souvenir ou la perte de connaissance implique un trouble quelconque survenu dans la région de l'activité. Ce trouble peut être consécutif, dira-t-on; en effet, il peut être occasionné par l'action sur cette région de certains mobiles•affectifs, ou provenir simplement de l'exaltation spontanée des organes propres à cette région. On peut toujours différencier les deux cas; car, dans le premier, il est facile de déterminer le mobile passionnel qui a provoqué l'ensemble des contractions constatées alors, tandis que, dans le second, on ne saurait jamais attribuer le trouble de l'activité à aucune action de cette nature. Dans le premier cas, divers mobiles affectifs peuvent, par leur action sur la région active, provoquer des accès épileptiformes. C'est, en effet, ce qu'on constate quand certains instincts s'élèvent à une exaltation anormale, tels que l'instinct conservateur, l'instinct sexuel, l'instinct maternel, l'instinct destructeur. On sait à quel degré d'exaltation peut arriver l'instinct maternel dans l'hystérie. Aucun de ces mobiles ne saurait donc, en bonne logique, être considéré comme pouvant, à lui seul, être la cause de la maladie. C'est donc dans la région même de l'activité qu'il faut en chercher l'origine, que cette région entre spontanément en jeu, ou qu'elle soit fortement excitée par un mobile affectif.

La dernière question qui se présente à l'esprit est celle-ci : Quel est celui des trois organes de l'activité qui doit être considéré comme le siége de la maladie? Mais se poser maintenant une pareille question, n'est-ce pas l'avoir résolue ?

En se reportant à tout ce que nous avons dit sur l'action de nos trois organes pratiques, on ne peut douter que ce ne soit l'organe qui excite les mouvements, c'est-à-dire, l'organe du courage, qui est ici affecté. L'organe de la prudence ne peut, avons-nous fait remarquer, que modifier la résolution; le concours de celui de la fermeté ou de la persévérance est indispensable pour la fixer; mais sans l'initiative du premier organe pratique, il n'y aurait certainement pas de résolution et surtout pas d'exécution. Ainsi donc, dans le cas qui nous occupe, par cela même qu'il y a suspension de toute volonté et que cette suspension ne peut être attribuée à l'intervention d'aucun mobile affectif, nous ne pouvons hésiter à en chercher l'origine dans un trouble quelconque survenu dans le fonctionnement de l'organe qui a pour effet d'exciter les mouvements.

Qu'on se rappelle maintenant les phénomènes propres à la première phase du grand-mal ; qu'y voit-on ? Une convulsion qui jette le patient dans une profonde stupeur, en même temps que surviennent la contraction de tout le système musculaire et la suspension de la respiration. La face du malade est pâle, ce qui indique que le spasme musculaire s'est étendu à tous les capillaires pourvus de fibres contractiles. Cet état dure peu, il est vrai, mais on ne saurait méconnaître l'action de l'appareil central qui excite la contraction. Le malade est projeté en avant, la face contre terre, parce que l'action cérébrale est instantanée et que les fléchisseurs, suivant leur habitude, l'emportent sur les extenseurs.

Mais l'action du premier organe pratique ne s'étend pas seulement aux appareils de la contractilité. Cet organe excite encore les autres organes cérébraux. Aussi, après la crise, la stupeur dure encore assez longtemps, l'insensibilité persiste. Un membre restera paralysé pendant un temps plus ou moins long. On peut donc considérer notre hypothèse sur l'origine du mal comme pleinement confirmée par les symptômes initiaux ou consécutifs que présente la maladie. Elle va nous permettre, en sens inverse, de nous rendre compte de quelques particularités qui, jusqu'à ce jour, ont échappé à toute explication.

Les épileptiques sont en général inquiets, hargneux, agités, souvent méchants. Ils sont violents, ils ont des accès de colère qui s'élèvent même jusqu'à la fureur. Parmi les aliénés, ce sont les plus dangereux ; ils tuent sans qu'on s'y attende. Toutes ces manifestations de la maladie s'expliquent par l'état de surexcitation naturelle où se trouve l'organe du courage et par les relations du voisinage qui existent entre cet organe et celui de la destruction qui lui est contigu.

Nous avons dit que plus de la moitié des épileptiques observés par Leuret étaient devenus malades à la suite d'une frayeur. La frayeur est une exaltation de l'instinct conservateur. Cet instinct veille à la conservation de l'être et suscite par suite tous les mouvements pouvant concourir à ce résultat. C'est sur l'organe du courage, ou des mouvements excités, que porte principalement son action. L'énergie d'une pareille stimulation peut éveiller vivement cet organe, surtout chez les sujets déjà prédisposés à la terrible maladie. Quelque chose d'analogue se produit chez les hystériques. L'exaltation de l'instinct maternel chez ces malades provoque une crise à laquelle s'associe certainement le premier organe pratique. Mais s'il y a prédisposition à l'épilepsie, ou si la malade est très impressionnable, la terrible maladie pourra faire explosion après un certain nombre d'accès. Dans les mêmes conditions, des accès de colère pourront produire les mêmes résultats.

La même hypothèse va nous rendre compte encore de toutes les particularités du petit-mal. Ici l'accès débute le plus souvent par un vertige. Quand on compare les malades du grand et ceux du petit-mal, on ne peut méconnaître que chez ces derniers l'impulsion primitive ne soit moins énergique. Si le malade du petit-mal éprouve la sensation du vertige, c'est que pendant un instant, très court, il est vrai, il peut encore percevoir une modification survenue dans la sensibilité. Qu'est, en effet, le vertige ? Nous en avons donné l'explication dans notre volume sur les maladies cérébrales, pour ne pas y renvoyer le lecteur, nous allons résumer ici cette explication.

Le sens de la musculation, dont nous avons placé le siége dans la couche optique, nous donne, comme on sait, la sensation des contractions musculaires et des efforts consécutifs. C'est par lui que nous arrivons à la coordination de nos mouvements et que nous maintenons leur harmonie nécessaire. Ce même sens nous donne aussi la sensation de la fatigue qui suit toutes les contractions continues ou trop souvent renouvelées. Le sens musculaire est très éveillé dans le rhumatisme, et la douleur rhumatismale n'est au fond qu'une névralgie de ce sens. Il est aussi fortement excité dans le mal de mer et nous procure cette sensation de malaise et de défaillance qui accompagne cette cruelle maladie. Le vertige, qui rappelle à tant d'égards le mal de mer, résulte aussi d'un état particulier du ganglion de la musculation, état qui survient toutes les fois que ce ganglion est surexcité par des mouvements insolites, menaçant de compromettre l'harmonie de nos forces musculaires. Telle est l'explication qui nous semble convenir à ce symptôme si fréquent dans le cours d'une foule d'états pathologiques.

Si dans l'épilepsie il y a anesthésie de tous les sens, c'est que l'action directe ou indirecte exercée par le premier de nos organes pratiques sur l'ensemble de nos ganglions sensitifs les a passagèrement paralysés. Dans le vertige, propre au petit-mal, cette action n'a été ni assez énergique, ni assez instantanée pour amener la brusque abolition de la sensation émanant du ganglion musculaire, et le patient, avant de perdre connaissance, a eu le temps de percevoir le malaise occasionné par la surexcitation du sens musculaire.

Pas plus dans le petit-mal que dans le grand, il ne peut y avoir résolution, ou acte d'une volonté éclairée. Nous savons quel concours de facultés est nécessaire pour produire un pareil acte. Ici, si l'organe du courage peut encore entrer en activité et stimuler les autres organes cérébraux, son action est encore trop énergique pour permettre cette coordination de sensation, de sentiments et de perception que réclame toute résolution. Cependant, quoiqu'il n'y ait pas résolution, l'action de l'organe pratique sur les deux régions, affective et spéculative, suffit encore pour éveiller des sentiments, évoquer des images et provoquer les mouvements qui se lient à la manifestation de ces sentiments et de ces images. Des mouvements coordonnés pour d'autres usages resteront ici, par l'effet de l'habitude, coordonnés encore au point qu'on pourra croire qu'ils sont commandés par une volonté librement manifestée. Cependant, après la crise, on s'aperçoit qu'il y a perte de souvenir de tout ce qui s'est accompli pendant sa durée. C'est qu'en effet toutes ces manifestations n'ont jamais été commandées et qu'elles sont, en quelque sorte, nées spontanément, par l'effet, comme nous le dirons, d'habitudes contractées et sous la stimulation de l'organe qui préside aux mouvements. Il n'y a eu ici, si l'on peut s'exprimer ainsi, qu'une sorte d'action réflexe cérébrale, chaque organe excité, excitant à son tour un autre, conformément à des liaisons naturelles et à des habitudes antérieures.

On peut dire que c'est ce qui se passe ordinairement dans le petit-mal; mais il n'en est pas exactement ainsi dans les cas d'épilepsie dite larvée. M. Legrand du Saulle constate que très fréquemment les malades de cette catégorie sont souvent pris, dans leurs moments de trouble, du besoin automatique de marcher tout droit devant eux. Il y a là une impulsion propre à toutes les catégories d'épileptiques; elle peut paraître plus prononcée ici, parce qu'un sentiment, ordinairement dominant, s'associe à l'organe des impulsions pour soutenir son activité. Qu'on nous permette un rapprochement. On sait combien la vanité est éveillée chez les sujets atteints de paralysie générale, nous montrerons tantôt que cette dernière maladie a encore pour point de départ l'exaltation continue du premier organe pratique; or, le propre de la vanité dont l'organe confine à celui du courage, est de pousser en avant. Par conséquent, dans l'impulsion en avant signalée chez les malades par M. Legrand du Saulle, ne peut-on voir une association du premier organe pratique et de celui de la vanité? Cette association ne serait propre qu'aux premiers instants de l'impulsion propulsive et pourrait être remplacée ensuite par celle de tout autre mobile.

L'éminent praticien de Bicêtre fait en outre observer que, chaque fois que les épileptiques qu'il a étudiés plus spécialement sont repris de leur sorte d'absence, ils disent identiquement les mêmes mots, s'emportent de la même façon, profèrent les mêmes injures, commettent les mêmes actes et obéissent aux mêmes impulsions. Il y a là, dit-il, quelque chose comme un mécanisme à répétition. Tel est le cas du jeune garçon qui simule les actes du chasseur. Il est certain qu'ici tout obéit à l'empire de l'habitude, et que tous les actes se succèdent, comme dans le somnambulisme. Une première résolution, antérieure peut-être au premier accès, a servi à la coordination de certains actes, qui se reproduisent ensuite après un ou deux accès par l'effet de l'habitude.

Rien ne rattachant aux dehors les actes accomplis, il ne saurait d'ailleurs exister, pour cette seconde raison, aucun souvenir de ce qui a pu se produire pendant les premiers accès. Mais ce n'est pas toujours ainsi que les choses se passent. Nous voyons, en effet, toute autre chose dans les deux premières observations d'épilepsie larvée que nous avons citées. Il y a, dans les deux sujets qui sont l'objet de ces observations, une impulsion initiale irrésistible à aller en avant. Ils quittent leur domicile sans qu'on puisse les arrêter. L'un est ramassé par la police, qui trouve dans ses poches de nombreux objets volés; l'autre commet un meurtre après être sorti de sa maison, et, avant d'en sortir, il s'est armé du couteau de cuisine. Ce dernier malade a surexcité son cerveau et principalement aussi l'instinct destructeur, si surexcitable chez les épileptiques, par les lectures auxquelles il s'est livré pendant la nuit qui a précédé le meurtre. Chez le premier, il y a eu certainement, pendant sa longue course, surexcitation de l'instinct conservateur, qui est l'instinct de la convoitise, instinct toujours fortement éveillé, quand nous sommes poussés à nous approprier une chose qui n'est pas à nous. Dans les prodromes de toute maladie, quand l'unité cérébrale est déjà compromise, on a remarqué l'exaltation de l'instinct conservateur. Le même phénomène se produirait-il ici? On connaît les dispositions au vol aux débuts de la paralysie générale. Chez l'un de ces deux malades, il a certainement fallu, pour s'approprier tous les objets trouvés dans ses poches, un acte de volonté, et même des modifications graduelles dans cet acte de volonté. Tout cela a été très fugace sans doute, mais tout cela n'a pas moins existé. Cependant, ici encore, après la cessation des accès, les deux malades ont entièrement perdu le souvenir de ce qu'ils ont fait pendant leur cours.

Il s'est passé, on peut le dire, dans ces deux cas, ce qui se passe dans le phénomène de l'attention soutenue. Fortement dominés par la passion qui les pousse, les deux malades sont restés étrangers à tout ce qui s'est passé autour d'eux, et lorsqu'ils sont revenus à eux-mêmes, ils en avaient perdu complètement le souvenir, faute de pouvoir rattacher ce qu'ils ont fait aux événements extérieurs, restés pour eux inaperçus.

Comme nous le voyons, il y a deux cas à distinguer parmi les faits signalés par M. Legrand du Saulle ; on pourrait peut-être en trouver un troisième, car il est dit encore que parfois les malades conservent une sorte de souvenir vague de ce qu'ils ont fait.

Si nous rapprochons maintenant tous les cas qui se sont présentés à notre observation dans le cours de cette étude, nous voyons qu'ils offrent tous un caractère commun, l'exaltation de l'organe du courage. Dans un premier cas, cette exaltation est si grande qu'elle stupéfie en quelque sorte le cerveau tout entier et suspend toute activité musculaire. La moins grande intensité de cette exaltation, dans les cas suivants, donne lieu à toutes les particularités que nous y avons constatées.

Telle est la redoutable maladie qui désole notre espèce ; nous croyons en avoir montré et la nature et le siège. On ne saurait douter que tous les actes n'y soient irrésistibles et n'échappent à l'action de la volonté.

Après l'étude de l'épilepsie vient, dans l'ordre de succession celle de la paralysie générale, son congénère. Nous devrions écarter une pareille étude de notre plan, pour rester fidèle au titre de cet écrit, mais elle est de nature à fournir une pleine confirmation aux théories que nous venons d'exposer, aussi espérons-nous qu'on ne la trouvera pas trop déplacée ici.

La paralysie générale, autrement dite le délire des grandeurs, des aliénistes, est encore une maladie de l'activité, ayant aussi pour point de départ une extrême exaltation du premier organe pratique.

La paralysie générale n'est pas précisément la maladie des personnes qui ont abusé de la vie, qui ont compromis par leurs écarts ou leurs passions leur unité cérébrale; c'est, disons-le, la maladie des hommes d'une grande activité. Pour cent hommes malades, on trouve à peine cinq femmes, disent certains praticiens. « Il semble, fait remarquer Bayle, qu'aucune cause ne devrait prédisposer davantage à la maladie que les excès d'étude et une application forte; il n'en est rien cependant. »

« La plupart des malades, ajoute le même auteur, n'avaient rien dans leurs facultés intellectuelles qui les distinguât des autres hommes, quelques-uns étaient remarquables par une imagination ardente et par une grande activité de tête. Le plus grand nombre jouissaient, avant de tomber malades, de la plénitude de leur raison et ne présentaient point les bizarreries et les singularités qui ne sont pas rares dans les idées des individus qui, plus tard, doivent être atteints des autres espèces d'aliénation mentale. »

Tous les médecins sont aujourd'hui pleinement renseignés sur les signes pathognomoniques de la paralysie générale. La parole est embarrassée, le malade est pris d'un léger bégaiement, de tremblement de la langue, des membres, etc. Il perd la mémoire, se plaint d'avoir la tête lourde. Il devient parfois très actif, entreprenant, il formera des projets gigantesques, etc. Mais, au milieu d'une santé en apparence prospère, il lui arrivera d'être pris de convulsions, d'être renversé dans un accès simulant parfaitement un accès d'épilepsie. Les accès de cette nature se multiplient ensuite dans le cours de la maladie. Les symptômes congestifs deviendront fréquents, et tous ceux que nous venons d'énumérer s'accentueront de plus en plus dans le cours du mal, et la perte de force ira progressivement jusqu'à la paralysie.

Les altérations cérébrales que présente le malade sont de nos jours bien connues des praticiens. Elles affectent la substance grise du cerveau et son enveloppe. Elles nous ont semblé, dans le début, ne s'étendre que du tiers postérieur à la partie antérieure. Le ventricule moyen, la couche optique en sont principalement atteints. La pie-mère est injectée, l'arachnoïde est lactescente. Les signes de la méningite sont limités en général à la partie supérieure des hémisphères et aux ventricules. Les méninges pariétales en sont exemptes. Lorsqu'avec une pince on arrache l'arachnoïde, la substance grise subjacente reste adhérente à cette membrane et se trouve entraînée avec elle.

D'après cette énumération de symptômes, on peut déjà, en tenant compte de ce que nous avons dit antérieurement concernant l'épilepsie, pressentir la nature de la maladie. Elle n'affecte guère, avons-nous dit, que les gens d'une grande activité, plutôt les hommes que les femmes. Nous voyons qu'elle respecte les penseurs et les savants.

La paralysie générale n'est ni un type particulier de folie, ni la terminaison de la folie. La constance des mobiles affectifs qui prévalent aurait pu faire réfléchir les aliénistes. Nous avons vu que les malades ne présentent jamais les troubles moraux qui servent de prodrome à la folie et la font pressentir.

La folie déterminée par l'orgueil ou par la vanité offre, en effet, une toute autre allure, une mimique que connaissent tous les praticiens. En outre, la folie, qui suppose toujours la rupture de toute unité cérébrale, laisse, dans presque tous les cas, prévaloir les sentiments les plus égoïstes, et étouffe bientôt toutes les dispositions sympathiques. Dans la paralysie générale, au contraire, rien n'est plus commun que de voir les malades se livrer aux élans de la plus touchante affection. Sans entrer dans de plus grands détails, et renvoyant le lecteur, pour de plus amples développements, à notre récent volume, nous dirons que la folie, dans le cas qui nous occupe, n'est, en quelque sorte, qu'un épiphénomène, venant s'ajouter aux phénomènes plus importants que présentent les centres d'activité.

La paralysie générale, comme l'épilepsie, est encore une maladie de l'organe du courage. J'ajoute que l'altération cérébrale qui caractérise la maladie n'en est pas la cause, et qu'elle lui est simplement consécutive, ainsi que la méningite qui en accompagne le développement. Cette méningite, nécessairement chronique, n'a jamais la même marche que la méningite chronique ordinaire, laquelle est, comme on le sait, fort rare chez les adultes, à moins toutefois qu'elle ne soit spécifique, et la paralysie générale se montre presque toujours de trente-cinq à quarante-cinq ans.

En acceptant notre hypothèse sur la nature et le siége de la maladie que nous traitons, on va voir comment elle explique des manifestations symptomatiques que l'on n'a pu jusqu'à ce jour rattacher à rien. D'abord, elle rend compte de tous les troubles de la motilité constatés au début et dans le cours du mal. Les accès épileptiformes y trouvent encore une explication. En outre, les relations de voisinage qui existent entre l'organe primitivement affecté et les organes de l'orgueil et de la vanité, suffisent pleinement pour motiver la constance du délire et son caractère spécifique. Le même voisinage met encore sur la voie d'une explication propre aux emportements si fréquents chez les malades au début du mal : l'instinct destructeur confine avec l'organe des mouvements excités.

La paralysie générale est souvent observée chez les alcoolisés. Est-ce à dire que la maladie peut avoir pour cause les libations alcooliques. Qu'on songe au grand nombre d'alcoolisés qu'on trouve dans nos grandes villes, et l'on verra que le nombre des paralysés qu'on y recrute est une minime fraction de celui des alcoolisés. Ne serait-il pas plus rationnel de penser que l'usage de l'alcool pousse rapidement au développement de la maladie, chez des sujets qui, par leur organisation, y sont peut-être prédisposés. C'est dans ce sens que devraient être dirigées, croyons-nous, de nouvelles observations. Une remarque que chacun a pu faire vient à l'appui de cette supposition. On a dit que, dans l'ivresse, on a le vin de son caractère. En effet, après les premières libations, les natures gaies, expansives, le deviennent davantage; les natures concentrées présentent l'état opposé; leur prudence habituelle est augmentée, elles sont réservées.

Sans doute, l'action de l'alcool s'étend à l'ensemble du cerveau; mais l'observation directe des alcoolisés disposerait cependant à penser que c'est sur les organes de l'activité, et principalement sur le premier, que retentit plus spécialement cette action. Qu'on nous permette de nous demander en passant s'il n'y aurait pas lieu d'étudier nos médicaments à action cérébrale, en tenant compte de leur effet sur nos diverses régions encéphaliques.

L'opium, par exemple, ne semble-t-il pas agir de préférence sur l'appareil contemplatif et les ganglions sensitifs?

Toutes les considérations précédentes ne nous autorisent-elles pas à croire, nous le demandons, que le rapprochement établi, par nous, entre l'épilepsie et la paralysie générale se trouve désormais pleinement motivé. Malgré la diversité du plus grand nombre des symptômes, malgré les différences que présentent la marche et la terminaison des deux maladies, leurs siéges et leur nature même ne nous paraissent pas moins identiques. Dans l'épilepsie, le premier organe pratique s'élève brusquement à une très grande activité; dans la paralysie générale, au contraire, cette activité n'est qu'augmentée et persiste d'une façon continue, jusqu'à amener l'altération immédiate ou médiate de cet organe et des organes voisins.

On trouve assez souvent dans les asiles et aussi dans le monde un certain nombre d'aliénés dont la folie affecte une marche toute particulière. Une période d'exaltation extrême fait place à une période de dépression, après laquelle, au dire de M. Baillarger, vient une intermittence plus ou moins prolongée. Ce genre de folie a été gratifié de folie à double forme, de folie circulaire. Les périodes d'exaltation et de dépression se succèdent d'une manière plus ou moins régulière, tous les jours, toutes les semaines. Elles ne reviendront même que tous les mois, tous les six mois, parfois même d'année en année. Chaque accès peut aussi varier de durée et d'intensité.

Je ne puis, vu la nature de ce travail, entrer ici dans une énumération de symptômes, à laquelle il sera d'ailleurs facile aujourd'hui de suppléer. Je signalerai cependant une particularité fort remarquable dans la marche de ce genre de folie, c'est la succession des deux états extrêmes d'exaltation et de dépression qu'on y constate. La dépression peut aller souvent jusqu'à la prostration et même jusqu'à la stupeur. Plusieurs praticiens ont vu dans la maladie un état de manie plus ou moins aiguë, faisant place à un état de lypémanie plus ou moins avancé. Je dois m'abstenir de toute discussion sur la nature du mal, car elle serait peut-être prématurée, vu le petit nombre d'observations qu'on possède encore; mais ces observations, malgré leur petit nombre, nous permettent déjà de penser que nous avons affaire, dans la plupart des folies dites à double forme, à une simple exaltation de l'organe de l'activité, exaltation à laquelle succède un état de dépression consécutive. Telle est l'opinion qui a été émise depuis longtemps déjà par notre excellent confrère et ami le docteur Sémérie. Ce qui semble encore militer en faveur de cette opinion, c'est que la paralysie générale elle-même peut présenter cette alternative d'excitation et de dépression, au point que certains praticiens ont cru devoir admettre une variété dans l'espèce; cette variété a été nommée par eux paralysie générale circulaire.

L'opinion que nous soumettons ici à la méditation des praticiens nous paraît d'autant plus admissible qu'on a pris pour des fous de simples agités, chez qui on a constaté la succession des deux états d'excitation et de dépression consécutive.

Nos deux autres organes pratiques ne présentent point de manifestations aussi redoutables que celles que nous venons d'étudier; mais le nombre de celles qui s'y rattachent est encore assez notable. Nous ne doutons pas qu'il n'augmente encore quand les médecins voudront sortir de leur empirisme pour se laisser diriger par des vues systématiques. Il n'est pas permis de suivre sans doute de mauvais systèmes, mais qu'on reste bien convaincu que, sans vues systématiques, la pathologie cérébrale ne peut présenter que confusion. La coordination que présente la succession des matériaux de ce simple écrit pourrait, à la rigueur, constituer déjà un commencement de preuve en faveur de ce que nous osons avancer.

Il est une foule de manifestations pathologiques qu'une saine analyse de nos fonctions cérébrales nous permet de rattacher à un état spécial de notre second organe pratique, c'est-à-dire de l'organe de la prudence.

Certains temps d'arrêt survenant brusquement dans la marche et dans l'expression de la volonté, certains mouvements de recul, expliqués diversement par les auteurs, ne nous paraissent pas avoir d'autre origine qu'un état maladif de cet organe. Suivant quelques vivisecteurs, auxquels, avec la meilleure volonté du monde, on ne peut accorder aucune valeur philosophique, le cervelet serait un organe affecté à la coordination des mouvements, et les mouvements précédents ne seraient que la conséquence d'une affection quelconque de cet organe. On ne peut qu'être surpris quand on pense que ceux qui émettent de semblables opinions n'ont pas songé que les mouvements de recul eux-mêmes exigent une certaine coordination d'efforts, qui ne devraient point exister ici, si le cervelet était un organe coordinateur et si le mouvement de recul provenait d'une altération quelconque de cet organe.

Avec Auguste Comte, et sans tenir aucun compte de tout ce qui a été dit contre son opinion, nous continuerons à voir dans le cervelet le siége de nos deux instincts, conservateur et sexuel. Dans notre volume déjà cité, nous avons montré la parenté qui existe entre ces deux instincts, l'un et l'autre affectés, quoiqu'à des degrés différents, à l'entretien de la rénovation organique.

La coordination des mouvements, dont on voudrait laisser le privilége au cervelet seul, suppose, a-t-il été dit, le concours de la sensation musculaire, sans laquelle nous ne pourrions apprécier l'étendue d'aucune contraction et de l'effort consécutif; d'une impulsion affective qui commande l'action, laquelle émane le plus ordinairement de l'instinct conservateur; enfin, de la participation de la région de l'activité tout entière et principalement de l'organe du courage.

C'est avoir bien peu réfléchi sur les conditions de la mécanique animale que de vouloir investir un seul organe de la fonction très complexe de coordonner nos mouvements. Toute impulsion affective peut certainement commander une contraction, mais, dans le bas âge, lorsque les mouvements sont encore privés de toute coordination, ainsi qu'on l'observe chez le tout jeune enfant, qui n'arrive même que difficilement à faire converger ses axes optiques, c'est l'instinct conservateur qui préside à cette coordination, et lorsque l'organisme en a contracté l'habitude, elle persiste, quel que soit le mobile affectif qui commande le mouvement.

Si ces considérations ont été bien comprises, on admettra facilement que le cervelet ne puisse, à lui seul, être chargé de la coordination d'aucun mouvement. Mais, comme cet appareil est le siége de l'instinct nutritif ou conservateur, on conçoit qu'un trouble quelconque, une altération organique venant à affecter sa liberté d'action, la coordination des mouvements doive s'en ressentir. C'est ce qui arrive également dans la sclérose de la moelle, qualifiée d'ataxie locomotrice. L'altération des filets nerveux préposés à la transmission de la sensation musculaire compromet bien vite toute harmonie musculaire.

Si l'on veut bien se rappeler maintenant ce que nous avons dit sur la manière dont l'organe de la prudence peut suspendre un acte de volonté, on concevra que cet organe, vivement stimulé par l'instinct conservateur, puisse, par sa réaction, modifier et arrêter même tout acte de cette nature, ou encore suspendre un mouvement commencé et même donner lieu à un mouvement en arrière. Inversement, l'exaltation spontanée de l'organe de la prudence pourra produire directement des résultats analogues, dont les effets affecteront parfois un véritable caractère d'irrésistibilité.

Il n'est point de praticien et surtout d'aliéniste, qui n'ait dans sa mémoire de nombreux faits de mouvements de recul ou d'arrêt de mouvement; qu'ils nous permettent de les inviter, à titre de confirmation, à tout ce qui vient d'être dit, de vouloir bien les étudier en se plaçant au nouveau point de vue que nous indiquons ici. Je leur signalerai seulement l'observation suivante, que j'extrais du volume auquel j'ai déjà souvent fait allusion :

« Un jeune paysan, à demi-imbécile, chez qui, soit dit en passant, la mémoire musicale était très développée, s'arrêtait parfois tout court dans sa marche. Il éprouvait alors une sorte de terreur et se mettait à reculer, en marquant le pas d'avant en arrière, les yeux restant fixés sur un objet quelconque. Après l'accès, il conservait le souvenir de tout ce qu'il avait fait. Il est certain que l'instinct conservateur a été ici associé à la prudence; mais cette dernière faculté n'était-elle pas, dans le cas présent, dans un état habituel de surexcitation?

Nous ferons remarquer qu'il n'y a pas eu ici perte de souvenir. L'exaltation de la prudence ne pourrait que modifier l'acte de volonté sans le suspendre, ainsi que cela peut arriver quand c'est l'organe du courage qui est détourné de son office normal, soit par le fait d'une exaltation trop vive, soit par une suspension passagère de la fonction. Il n'en est pas de même lorsque c'est l'organe de la persévérance qui s'élève à ce haut degré d'exaltation.

Si le premier organe pratique excite les contractions, le troisième les maintient et concourt ainsi à assurer et à raffermir les résolutions. Il a été dit que c'est par son action sur l'organe du courage que celui de la fermeté arrive à ce résultat, sans préjudice toutefois d'une action directe sur les mobiles de nos affections. Nous rattacherons à une modification survenue dans l'état physiologique du dernier organe pratique la curieuse maladie connue sous le nom de catalepsie. Nous devons en rappeler les symptômes essentiels avant d'en montrer la nature.

Chez le malade tombé en catalepsie, tous les actes de volonté sont abolis, il ne peut commander à aucun mouvement; il est insensible à tous les agents extérieurs, ses sens émoussés ne peuvent plus le mettre en rapport avec le dehors. Tout le système musculaire est chez lui dans un état permanent de contracture. Cependant ses membres cèdent à l'action qu'on exerce sur eux et gardent la position qu'on leur donne, sans opposer aucune résistance. La circulation se ralentit chez les malades, le cœur continue toujours à battre, les fonctions nutritives s'accomplissent encore.

Néanmoins, dans les cas graves, elles paraissent s'altérer vers la fin ; les liquides commencent à se décomposer, le corps se couvre de taches ecchymotiques et des odeurs putrides se dégagent.

Telle est la description d'un accès de catalepsie complet et de longue durée. Après l'accès, le malade a perdu le souvenir de tout ce qui a pu se produire pendant son cours.

Pour les mêmes motifs qui nous ont permis de croire à l'origine cérébrale de l'épilepsie, nous chercherons dans la région encéphalique propre à l'activité le siége de la catalepsie. Les considérations que nous avons eu déjà l'occasion d'exposer sur les rôles respectifs de nos organes pratiques, ne sauraient laisser aucun doute sur la participation de l'organe de la fermeté dans le cas que nous étudions. Cette hypothèse va expliquer les phénomènes de nature cérébrale et musculaire qui se manifestent dans le cours de la maladie.

L'impossibilité pour le malade de commander aux mouvements, son état d'insensibilité et la perte de tout souvenir après l'accès, indiquent assez que les organes de l'activité sont, dans le cas présent, détournés de leur office normal. Il est inutile de rappeler ce qui a été dit précédemment à ce sujet. Seulement ici l'organe des mouvements excités ne refuse son concours à un acte de volonté, non pas à cause de son exaltation spontanée, comme dans l'épilepsie, mais parce qu'il reste sous l'énergique stimulation de l'organe de la fermeté. La contracture musculaire est aussi la conséquence du même phénomène : excitée, en effet, par le premier organe pratique, la moelle provoque et maintient la contracture permanente du système musculaire. Un membre déplacé prend la position qu'on lui donne, sans opposer aucune résistance, et le corps tout entier du malade se laisse pétrir comme une cire molle.

La perte de sensibilité constatée chez le cataleptique s'explique chez lui comme chez l'épileptique ; elle s'étend à la sensation musculaire aussi bien qu'aux autres modes de sensation. La sensation musculaire étant abolie, le malade ne saurait percevoir les déplacements musculaires et le membre déplacé ne peut opposer aucune résistance. D'ailleurs, l'état permanent de contracture de tout le système musculaire ne permet aucune action réflexe. Il y a, à cet égard, une intéressante observation à faire.

On sait que l'action réflexe est d'autant plus vive que la stimulation du cerveau sur la moelle est moins énergique. Ainsi, sur l'animal décapité, l'action réflexe est plus énergique qu'avant la décapitation. On explique cette particularité en disant que les cellules motrices de la moelle, qui concourent à l'action réflexe, étant normalement sous la dépendance du cerveau, dont l'action retentit toujours sur elles quand il y a stimulation sensitive, restent, en pareil cas, solidaires dans leurs effets, par le fait de l'action cérébrale. Dans ces conditions, les mouvements d'ensemble ou de totalité qui ont lieu, contrarient plus ou moins les mouvements partiels dus à l'excitation d'un seul groupe de cellules motrices, ainsi que cela se passe dans les actions reflexes. Dans le cas du cataleptique, l'action du cerveau, ou plutôt de la région active, s'exerce énergiquement sur toute la moelle épinière et contribue, avec l'abolition de la sensibilité musculaire, à rendre impossible, ou tout au moins difficile, la manifestation de toute action réflexe.

Nous poursuivons. Tout ce qui vient d'être dit s'applique à la catalepsie complète ; mais il existe des cas de catalepsie où plusieurs des symptômes que nous venons de signaler font défaut, ou persistent, mais très modifiés. Ce sont les cas de catalepsie dite incomplète. Le malade parlera pendant l'accès, il agira même ; cependant, au réveil, il n'aura pas le souvenir de ce qu'il aura dit ou fait. Les symptômes musculaires persistent encore chez lui ; mais, s'il est vivement interpellé, il laissera tomber un membre, fera même quelques pas. Dans d'autres cas, la mémoire ne sera pas complètement abolie, les membres ne conserveront pas la position qu'on leur donne ; ils la perdront peu à peu sans s'affaisser brusquement.

Il est certain que, dans tous ces cas, l'exaltation cérébrale est moins vive, moins énergique, que dans les cas de catalepsie complète; mais cette exaltation est encore trop intense pour permettre un acte de volonté et de conscience. Qu'on se reporte à ce que nous avons déjà dit à ce sujet.

La catalepsie est un phénomène fréquent dans l'extase. Il n'est rien là qui doive surprendre. L'état extatique suppose, en effet, comme dans le phénomène de l'attention, une forte contention d'esprit vers un sujet quelconque, contention qu'on ne peut expliquer que par le concours de l'organe de la persévérance. Il est bon de rappeler que ce dernier organe est en rapport de voisinage avec celui de la vénération en avant, et avec celui de la vanité en arrière. La vénération est, comme on sait, la grande vertu, et la vanité le grand écueil des mystiques.

Il est un phénomène très curieux qui se présente chez les extatiques, c'est l'hallucination du sens musculaire. Ainsi, pendant les états d'oraison, le corps semble s'alléger et le sujet s'élever au-dessus du sol. Rien ne motive mieux que ce fait ce qui a été dit à propos de l'anesthésie du sens musculaire, que l'on a vu exister dans tout le cours de l'accès cataleptique.

La catalepsie se manifeste encore pendant les pratiques magnétiques. Les personnes qui se soumettent ordinairement à ces pratiques sont le plus souvent des sujets à constitution faible, délicate, où domine l'éréthisme nerveux; ce sont pour la plupart des femmes. Ce qu'on qualifie d'état magnétique n'est qu'une forte tension cérébrale qui ne survient guère qu'à la suite d'une sorte de lutte entre le magnétiseur et le magnétisé. L'attention de celui-ci est, en ce cas, fortement fixée par la volonté impérieuse du premier.

Quand, dans l'extase ou durant les pratiques magnétiques, la catalepsie s'est produite une, deux, ou plusieurs fois, elle a une tendance à se reproduire, et cela par l'effet de l'habitude. Alors le retour d'une idée, le renouvellement d'une situation antérieure, d'une stimulation sensitive même, suffira pour en provoquer la manifestation, d'une façon parfois irrésistible. Il est certains extatiques, qui sentent venir l'accès et qui peuvent l'éviter en se jetant à terre. Le souvenir seul du magnétiseur pourra jeter certaines personnes, habituées à être magnétisées, dans la stupeur magnétique.

Après un certain nombre de passes, le magnétisé se soumet, ce qui suppose chez lui un acte de vénération, ou simplement de frayeur. La vénération, en pareil cas fort mal placée, n'est pas inconciliable avec l'instinct conservateur, ainsi que l'indique le vocable *vereor*, avoir peur, être saisi d'une crainte respectueuse. Dès qu'il y a soumission de la part du magnétisé, son attention reste fortement tendu vers l'agent dominateur, et la catalepsie qui peut survenir alors n'est, comme dans l'extase, qu'une conséquence de la tension forcée de l'esprit.

Chez quelques aliénés, on constate parfois une rare obstination à faire la même chose. Ils passeront des journées entières préoccupés d'un seule idée. Ne faut-il pas voir dans ce fait la conséquence d'une disposition spéciale du troisième organe pratique? Chez d'autres aliénés, les lypémaniaques principalement, une grande contention d'esprit fera place à une dépression parfois considérable. Le malade est insensible à tous les excitants, il se refuse à prendre tout aliment; le pouls s'affaiblit, tous les actes de la vie animale cessent progressivement, ceux de la vie organique languissent, et tout semble présager une mort prochaine. Tel est l'état décrit par les manigraphes sous le nom de *stupidité*.

Pour un grand nombre d'entre aux, la stupidité est la lypémanie poussée à l'extrême. Il y a donc ici prépondérance de la circonspection, suivant l'observation de Spurzheim, comme dans tous les cas de lypémanie. Mais on ne saurait douter qu'il n'y ait aussi exaltation d'activité de l'organe de la persévérance. Lorsque le stupide est revenu à lui-même, il vous apprend souvent qu'alors qu'on le croyait anéanti, aussi bien intellectuellement que corporellement, il était sous l'empire d'une forte préoccupation, que quelques-uns d'entre eux décrivent même. Ils vous diront que leur esprit était traversé d'images et d'hallucinations variées.

Pour toutes ces raisons, nous ne pouvons méconnaître, dans certaines formes de stupidité un état plus ou moins insolite du troisième organe pratique.

Toutes les maladies que nous venons de passer en revue, dans la seconde partie de cet écrit, ont un caractère de parenté qu'aucun praticien ne pourra méconnaître. Elles forment, comme on voit, une classe nombreuse et fort intéressante. Elles peuvent se manifester spontanément ou consécutivement. Elles supposent toujours un trouble profond de l'unité cérébrale et se compliquent très souvent de l'exaltation de l'un de nos mobiles affectifs. La qualification de maladies de l'activité pourrait donc certainement leur convenir. Réunies à celles qui ont été le sujet de notre premier travail, elles constituent un ensemble de faits pathologiques, où l'irrésistibilité est un caractère dominant. Aussi croyons-nous, si nous avons suffisamment montré ce caractère, avoir assez justifié le titre sous lequel nous avons placé ces deux écrits. Il nous reste à dire quelques mots sur l'origine de ces diverses manifestations. La diversité des siéges n'interdit pas la communauté de provenance. Tel sera l'objet de nos conclusions, qui pourront, de même que notre introduction, servir encore de trait d'union aux deux opuscules réunis ici.

CONCLUSIONS

Les maladies que nous venons de traiter dans les deux opuscules précédents ne semblent pas avoir toujours eu la même fréquence. Ensuite elles paraissent être plus communes dans les villes que dans les campagnes. En outre, on dirait qu'elles sont le triste apanage de l'homme, et de l'homme appartenant à une civilisation avancée. Pour ces diverses raisons, on doit être tout disposé à leur attribuer une origine sociale. Le doute n'est plus permis quand on veut contempler les choses d'un peu haut, ainsi que cela nous paraît devoir ressortir des considérations suivantes.

Pour ceux qui font consister la santé dans l'unité, la maladie ne peut être que l'absence même de l'unité. Mais, puisque chez l'homme social l'unité n'est possible que par la prépondérance des mobiles sympathiques sur les instincts égoïstes, on peut dire que tout ce qui contiendra en lui l'essor des sentiments bienveillants devra du même coup compromettre son état d'unité. Si, d'une autre part, on considère quelle étroite intimité règne entre l'appareil encéphalique et nos appareils viscéraux, on concevra aisément que tout ce qui vient troubler l'harmonie cérébrale doive aussi troubler l'harmonie viscérale, à laquelle on rattache plus directement l'état de santé. Mais les instincts sympathiques ne trouvant jamais un aliment suffisant en dehors des relations que crée la vie locale, toute unité ou harmonie intérieure, cérébrale ou viscérale, dépendra en dernier ressort, comme on le voit, de la fixité de nos convenances sociales, stimulant nécessaire de toute sympathie. Une pareille conviction résulte plus directement encore des conditions mêmes de notre harmonie collective.

L'ordre social, impliquant à la fois dévouement et soumission, suppose un enseignement émanant d'une doctrine dirigeante, destinée à rappeler aux inférieurs comme aux supérieurs leurs devoirs mutuels. C'est de cette doctrine que toutes les autorités, spirituelles ou temporelles, reçoivent la consécration nécessaire à l'accomplissement de leurs fonctions. Sans cette doctrine, aucun ordre ne serait possible, et l'harmonie sociale resterait fluctuante faute d'une culture dont l'esprit et le cœur ne peuvent se passer.

Toute cause qui peut infirmer une pareille doctrine doit donc compromettre du même coup toute unité, tant intérieure qu'extérieure, puisque les conditions de cette double harmonie consistent dans une culture à la fois morale et mentale. Nous voyons donc que tout ce qui peut troubler les conditions de l'ordre social doit altérer aussi directement ou indirectement l'unité personnelle et, par suite, ouvrir les portes à la maladie. Une telle conviction se trouve confirmée d'ailleurs par la marche de la maladie, tant individuelle que collective. Ainsi la succession même des six siècles qui nous séparent d'une époque où la foi, qui servait de guide à chaque conscience, était encore intacte, peut devenir une véritable confirmation de ce point de vue nouveau. Comment, en effet, ne pas reconnaître, en étudiant ces siècles exceptionnels, que les progrès de la maladie ont marché en raison même de la dissolution des vieilles doctrines auxquelles le monde occidental dut jadis sa constitution. Tout ce que les résultats d'une observation directe nous permettait déjà de présenter se trouve de la sorte dûment établi par une étude systématique de l'ordre social lui-même. Les dissolvants qui ont ruiné les vieilles croyances et compromis la discipline humaine ne pouvaient qu'altérer, en effet, du même coup l'unité cérébrale et ouvrir, comme nous l'avons dit, toutes les portes à la maladie. Notre cerveau, privé de son appui normal et de ses moyens de résistance, a de la sorte bien vite perdu toute stabilité. Exposé aux fluctuations de la passion, il a laissé progressivement prévaloir dans notre constitution individuelle un état d'éréthisme nerveux qui nous rend de plus en plus tributaires de toutes les perturbations extérieures, physiques ou sociales. D'un autre côté, nos organes de l'activité sur lesquels retentissent tous les stimulants passionnels n'ont pas tardé, eux aussi, à participer à ce même état d'éréthisme et à s'élever à une extrême surexcitabilité à laquelle nous devons rattacher la plupart des manifestations pathologiques que nous venons de relater. C'est cet état, qui paraît propre à nos organes de l'activité, que va montrer d'ailleurs un coup d'œil rapide jeté sur les derniers siècles de notre histoire. On voit, en effet, la maladie nerveuse prendre, pendant ces six siècles, une extension qui s'accroît en quelque sorte en raison directe de la décomposition de nos vieilles mœurs et de l'épuisement de nos croyances.

Deux choses, qui se font de plus en plus remarquer dans le cours de cette succession pathologique, doivent spécialement attirer notre attention : ce sont, d'une part, l'allure épidémique, et, d'une autre, la forme convulsive qu'elle revêt. Celui qui suivra la marche des maladies à forme à la fois nerveuse et cérébrale qui remplissent les six derniers siècles de notre histoire, retrouvera sans doute dans chacune d'elles l'influence des croyances qui dominaient quand elles ont apparu ; mais, dans la diversité des aspects qu'elles présentent, il verra aussi un caractère commun et prédominant : l'exaltation croissante des facultés qui commandent aux mouvements. C'est un résultat important qui trouve sa confirmation dans la succession même des divers états pathologiques constatés alors.

Ainsi, nous voyons les dernières années du remarquable régime auquel l'Occident doit la délicatesse de ses mœurs, marquées par la singulière épidémie des flagellants, qui remplit encore une notable partie du quatorzième siècle. L'Europe tout entière se donne la discipline. Ensuite, le quinzième et le seizième siècles s'écoulent dans les convulsions, la démonopathie règne universellement, et les bûchers s'allument de toutes parts. Au règne du diable succède plus tard celui de l'Esprit, avec son exaltation caractéristique, chez les calvinistes qu'une politique aveugle réduit au désespoir. Les dragonades ont à peine cessé qu'on voit apparaître, au commencement du dix-huitième siècle, les *appelants jansénistes*. Le cimetière de Saint-Médard et la tombe du bienheureux Paris deviennent les foyers d'une nouvelle épidémie convulsive. Vers la fin du même siècle, Mesmer arrive à Paris, et le magnétisme succède à l'Esprit comme l'Esprit avait succédé à la possession diabolique. Quelques mois seulement après l'arrivée du faiseur allemand, toutes les têtes sont en effervescence et les convulsions se multiplient de nouveau autour de son baquet magique. Le dix-huitième siècle se ferme au milieu de la tourmente révolutionnaire.

Tel est le tableau en raccourci de la marche du trouble cérébral durant les temps modernes. L'instabilité cérébrale qu'on constate pendant cette transition six fois séculaire ne pouvait que prédisposer à une exaltation passionnelle que nous voyons plus tard se traduire sur la scène politique par des mouvements aussi imprévus qu'insolites.

L'observateur judicieux ne pourra donc pas faire autrement, en suivant cette succession de crises, que de reconnaître dans nos organes de l'activité, un état d'extrême excitabilité, qui s'est accru en quelque sorte avec les progrès de la décomposition de notre vieux monde. Tout, dans les manifestations pathologiques de notre époque, nous montre que cet état de nos organes pratiques n'a diminué ni en généralité ni en intensité. Le délire révolutionnaire qui a marqué nos dernières crises sociales ne laisse aucun doute à cet égard.

Ce coup d'œil rétrospectif jeté sur l'ensemble du passé moderne ne peut que confirmer tout ce que nous venons d'avancer sur l'origine et la nature des maladies qui ont fait le sujet des deux opuscules rapprochés dans cet écrit. Quoiqu'elles n'affectent point la forme épidémique et qu'elles semblent ne constituer que des symptômes isolés, on peut cependant les rattacher à la grande disposition pathologique que nous venons de signaler. C'est, en effet, cette disposition qu'on trouve au fond de toutes les constitutions actuelles. Il n'est point de médecin observateur qui n'ait constaté l'impuissance à leur égard de nos procédés thérapeutiques. Sociales dans leur origine, nous avons souvent répété qu'elles ne comportent qu'un traitement de même nature. C'est la source même de nos maux qu'il faut tarir aujourd'hui, en rendant aux cerveaux contemporains l'unité dont ils sont privés depuis que l'épuisement de la vieille foi théologique a laissé les esprits sans pondération et ouvert les voies à tous les dissolvants.

Vainement le médecin chercherait des remèdes à tant de souffrances ; ses conseils resteront toujours impuissants tant que de nouvelles idées, une nouvelle foi n'auront pas reconstitué l'harmonie de nos fonctions supérieures, dont la santé, ainsi que nous l'avons dit, n'est que la manifestation. Alors seulement nous pourrons procéder au renouvellement de nos organismes perturbés. Mais l'hygiène sociale devra concurremment chercher à les purger de tous les ferments de maladie qui y sont attachés et qui, pendant longtemps encore, s'opposeront au rétablissement de toute unité cérébrale. Qu'on nous permette d'entrer, à cet égard, dans quelques considérations qui, nous l'espérons, ne seront pas déplacées.

Le rétablissement de l'unité cérébrale suivra sans doute celui de l'harmonie sociale, et la santé individuelle résultera de ce dernier progrès. Mais il existe dans nos sociétés, si durement éprouvées par une anarchie séculaire, des types qui se trouvent empreints de tant de germes de maladie qu'on devra les considérer comme des foyers permanents d'infection.

Ces types sont évidemment impropres à la reproduction de l'espèce. Mais comment, nous dira-t-on, les en détourner? Aucune contrainte matérielle n'est évidemment admissible ici. Ce qu'aucune loi ne peut commander, la religion le fera, en parlant au nom d'un intérêt supérieur; elle seule peut disposer à un tel sacrifice. Dans une société moralement régénérée, des mariages chastes, a dit Auguste Comte, tout en assurant aux sujets déshérités les satisfactions de cœur qu'il est permis de rechercher, suffiront pour étouffer dans chaque organisme les germes de maladie. Mais, en admettant la réalisation d'un pareil progrès, qui n'est certes pas au-dessus des forces humaines, il est facile de reconnaître que pendant longtemps encore il y aura d'autres écueils à redouter.

Un naturaliste qui prendrait la peine d'étudier notre vieux monde, où les populations se sont si souvent renouvelées, où les peuples se sont si souvent mêlés, ne serait pas surpris de la disparité des types qu'on y rencontre. Mais il renoncerait certainement à vouloir les unir au hasard, car il saurait qu'il ne pourrait, quoi qu'il fît, en obtenir que des produits hétérogènes. Dans les espèces animales supérieures, quelque unité que présentent les divers types, s'il y a entre eux trop de disparité, il est, en effet, de principe qu'on doit s'abstenir de les rapprocher. Au physique comme au moral, quand on s'affranchit de cette règle, ce sont toujours des mélanges disparates, sans caractères fixes, qu'on est sûr d'obtenir.

Les mêmes lois régissent certainement notre espèce. Ici, qu'on nous permette le mot, les croisements se font naturellement et sans aucune règle. Comme ce ne sont jamais des types homogènes qu'on rapproche, mais au contraire des types où les caractères sont déjà mélangés et où aucune fusion n'a pu s'opérer, tout est ordinairement instable, on pourrait même dire, décousu dans les produits. Aussi l'observateur est-il toujours étonné des écarts qui existent entre les produits et les types d'où ils proviennent. De pareils écarts devaient être nécessairement très grands dans notre espèce, où les conditions d'unité cérébrale ou viscérale sont plus complexes qu'elles ne le sont dans les espèces animales voisines. Dans ces espèces, le champ de la vie collective est, en effet, peu étendu et reste à peu près la même pour chaque sujet. Une vie sociale, toujours rudimentaire chez elles, ne peut apporter des modifications assez profondes dans l'harmonie viscérale propre à chaque sujet pour différencier sensiblement entre eux des types d'une même provenance.

On ne pourrait, certes, en dire autant de l'espèce à laquelle nous appartenons. Chez elle, la vie sociale donne toujours lieu à des diversités cérébrales très nombreuses, et vu l'étroite dépendance qui règne ici entre le physique et le moral, chacune de ces diversités ne tarde pas à susciter dans l'harmonie viscérale des diversités analogues. On peut, sans exagération, affirmer que, dans notre espèce, il faut à chaque cerveau un corps approprié à ses convenances. La réciproque d'une pareille proposition n'est pas moins vraie. On voit donc que, par le fait de la vie sociale elle-même, les types d'une même société doivent tendre de nos jours à s'éloigner les uns des autres par le seul fait de la différence de culture et de situation. Ces diversités ne sauraient exister au même degré ailleurs que chez nous. Sans aller bien loin, on ne les trouve pas en Orient, où tous les cerveaux vivent à peu près de la même vie.

C'est dans les conditions de l'étroite harmonie qui doit toujours exister entre le corps et le cerveau, et de l'intimité qu'elle suppose entre nos divers appareils, conditions qui ne sont pas les mêmes pour tout le monde, que consiste ce qu'on appelle, à proprement parler, *le tempérament*.

Bien que, d'après ces considérations, les tempéraments

doivent être aussi variés que les sujets eux-mêmes, on en a pu former cependant quelques groupes que caractérise la prépondérance de tel ou tel système. C'est ainsi qu'on est arrivé à la répartition des tempéraments en nerveux, inflammatoires, bilieux et lymphatiques. Mais nous ferons remarquer qu'à côté du symptôme caractéristique de chacun d'eux, il ne faut pas moins, pour se faire une idée de la constitution propre à tel ou tel sujet, rappeler l'état cérébral qui lui est propre. Le milieu physique prend une part notable dans la formation de tout tempérament, car les qualifications de bilieux et inflammatoires indiquent l'état organique particulier aux constitutions du Midi et du Nord. Ces mêmes dispositions se retrouvent aussi chez les animaux ; mais dans notre espèce, chacune d'elles se complique de l'action que la vie sociale exerce sur chaque sujet. Aux diversités physiques s'ajoutent de la sorte les diversités cérébrales qui distinguent chaque individualité. Pour compléter ces réflexions, nous dirons d'une façon générale qu'il faut admettre, entre chaque milieu physique et les espèces animales qui s'y développent, une intimité plus ou moins étroite qui persiste toujours. Pour l'espèce humaine, nous le répétons, la caractéristique propre au milieu physique se complique des modifications qu'introduit le milieu social, et ces modifications sont assez nombreuses pour constituer des particularités souvent fort dissemblables.

D'après ces considérations, on voit à quel danger pour l'unité du type et l'harmonie fonctionnelle doivent exposer des alliances où l'on est toujours forcé d'unir des individualités qui ne sauraient comporter aucune fusion. Aussi arrive-t-on presque toujours à donner pour piédestal à un cerveau, plus ou moins instable dans sa constitution, un corps destiné à tout autre organisation cérébrale. Quand on songe maintenant à l'intime dépendance où notre développement social a placé le cerveau à l'égard du corps, on sera bien forcé de reconnaître que certaines unions constituent de véritables causes de rupture de toute unité cérébrale dans les produits, et par suite de maladie, puisque la maladie, comme on l'a vu, n'est que la conséquence d'une pareille rupture.

Il est donc dans nos sociétés des types qu'il faut bien se garder de rapprocher, bien qu'exempts eux-mêmes de toute tare, si l'on veut préserver les produits qui en proviennent de certaines prédispositions pathologiques.

C'est ce qui ressortira mieux des considérations suivantes :

Quelle que soit l'opinion qu'on se forme sur le phénomène de la reproduction, on est obligé de reconnaître que, même en ce qui concerne l'existence cérébrale, les caractères propres aux deux facteurs, mâle et femelle, se trouvent toujours représentés dans le produit, quoique à des degrés différents. L'opinion qui tend à prévaloir de nos jours est que la constitution du produit appartient à la mère, et que le père n'y apporte que des modifications plus ou moins profondes. Un cerveau provenant d'une mère très pondérée pourra, qu'on nous permette le mot, être dépondéré par l'intervention d'un père où domine telle ou telle disposition. On pourra même constater cet étrange résultat d'un produit cérébralement décousu lorsque les facteurs présentent dans leur constitution morale une certaine unité. Ce résultat est conforme à la triste observation faite par tous les praticiens d'un enfant succombant à une maladie héréditaire dont on trouve à peine les germes chez les parents encore vivants. Qu'on se demande maintenant ce qu'on obtiendra de l'union de sujets déjà malades ou portant entre eux des germes de maladie. Les résultats de semblables unions ne peuvent être douteux pour personne. Il est certain que le désordre cérébral qui survient, en beaucoup de cas, dans les produits, par le simple fait du rapprochement de deux types dissemblables, doit hâter considérablement la manifestation des genres de maladie transmis par les parents.

Nous venons ainsi de signaler les causes qui peuvent encore s'opposer au rétablissement de la santé individuelle, alors même que l'avénement de nouvelles doctrines aura fait prévaloir l'ordre dans les idées et dans les choses. Les mêmes considérations montrent l'insuffisance des seuls moyens thérapeutiques ou hygiéniques pour atteindre un tel but. Sans doute l'extinction de la misère, que toute nature élevée doit prévoir, favorisera la disparition de causes puissantes de maladies. Mais les vices originels que nous venons de signaler ne peuvent céder qu'à l'action continue d'une discipline morale. Le rétablissement de l'unité cérébrale aura tout d'abord pour résultat, en faisant prévaloir des habitudes d'ordre et de résignation, de faire cesser cet état d'éréthisme nerveux qu'on trouve toujours au fond de toutes les maladies et même dans toutes les constitutions actuelles. Sous la même influence, on verra cesser aussi cette mobilité extrême que nous avons signalée dans tous les caractères, en même temps que l'état de surexcitabilité propre actuellement à tous les cerveaux humains, et dont les organes de l'activité nous montrent les dangers par les manifestations qu'ils provoquent. Dans ces nouvelles conditions, il est facile de comprendre que les causes de maladie qui proviennent désormais de l'union de types, moralement et organiquement trop dissemblables, seront de plus en plus atténuées. Ils disparaissent même totalement avec le temps, puisque, sous une même latitude, quand aucune cause perturbatrice ne vient s'y opposer, tous les types tendent à l'uniformité. C'est ce qu'on constate d'ailleurs dans les populations qui n'ont pas eu à subir l'action des mélanges forcés provenant des invasions, et où l'unité morale est restée assurée par une foi exempte encore de tout ébranlement.

Nous devons faire remarquer, à l'appui de ce que nous osons faire espérer ici, que l'influence de nos conditions extérieures d'existence, qui constituent ce qu'on nomme le milieu physique, influence qui est toujours prépondérante au début de toute civilisation, tendra à s'affaiblir de plus en plus, à s'effacer même devant celle de nos modificateurs sociaux.

Ce n'est pas seulement par les avantages de la protection matérielle que nous procure l'industrie humaine qu'un semblable résultat peut être obtenu, c'est surtout par l'action qu'une culture morale convenable exercera sur chaque individualité.

Maintenir, en effet, notre unité cérébrale, n'est-ce pas nous donner les moyens de nous soustraire, en partie du moins, à l'action du milieu physique, puisque c'est nous permettre d'économiser nos forces quelconques et d'augmenter notre puissance de réaction? Ce sont là les résultats inévitables de la civilisation, lorsqu'elle s'élève à un degré suffisant d'harmonie sociale. L'état d'éréthisme nerveux et de mobilité cérébrale que nous venons de signaler dans toutes les constitutions actuelles est, comme il a été dit, la conséquence inévitable de la rupture de la vieille unité qui présidait jadis au maintien de la santé individuelle ou collective, il disparaîtra lorsque l'unité se trouvera rétablie. Ce sont ces deux dispositions toutes pathologiques qui nous rendent, dans nos époques de trouble, si accessibles aux influences extérieures et qui ouvrent les portes à la maladie. De pareilles dispositions s'effaceront donc peu à peu par l'effet d'une meilleure hygiène cérébrale, et notre puissance de réaction s'accroîtra non pas seulement en raison de notre moindre impressionnabilité, mais aussi par la plus grande énergie que procureront aux caractères l'habitude de se vaincre soi-même et d'un meilleur emploi de nos forces cérébrales.

Si l'union de certains types par trop dissemblables, moralement et physiquement, peut s'opposer au rétablissement de l'unité cérébrale, il faut considérer que ce n'est pas seulement parce qu'elle a pour résultat de troubler les conditions de l'harmonie intérieure, mais, comme nous l'avons fait remarquer, de donner en quelque sorte à certains cerveaux un corps qui ne lui est pas destiné. L'unification des cerveaux par l'action de la culture morale permettra encore d'obtenir celle des corps et d'arriver ainsi à des types suffisamment rapprochés moralement et physiquement pour n'avoir rien à redouter des effets de leur union. Dès lors ne sera-t-il pas permis d'espérer que l'organisme humain, pourvu de puissants moyens de réaction et exempt intérieurement de tout germe de maladie, ne puisse triompher de l'action du milieu physique, ou tout au moins arriver à en atténuer considérablement les effets? Sans doute les deux dispositions bilieuse et inflammatoire propres aux latitudes et aux saisons extrêmes persisteront toujours, mais elles pourront être en grande partie effacées par de sages modifications apportées dans notre régime alimentaire. L'une indique, en effet, une grande activité dans le renouvellement organique et l'autre un excès contraire. Quelle influence ne pourra exercer une hygiène bien entendue sur de semblables dispositions organiques? Sous les mêmes latitudes et dans les mêmes conditions climatériques, la race jaune se soutient avec une alimentation qui serait insuffisante à la race blanche. Dans les castes sacerdotales de l'Inde, où la discipline religieuse empêche toutes les grandes déperditions de forces, les exemples de longévité sont au moins aussi fréquents que sous les latitudes froides et, sans aller chercher bien loin, que dans les populations pastorales de la Russie.

Tous ceux qui se sont occupés de l'intéressante question de l'acclimatation savent que l'influence climatérique sous une nouvelle latitude ne s'exerce pas de la même façon pour tous les nouveaux venus; que ceux qui sont les plus énergiques, qui présentent une plus grande puissance de réaction, c'est-à-dire une meilleure économie cérébrale, résistent davantage. On peut donc espérer que les changements de milieu, surtout quand notre planète sera convenablement assainie, pourront un jour s'effectuer sans danger, si l'organisme humain parvient, comme on peut le prévoir, à se pourvoir d'un état d'unité durable. Alors seulement pourra s'effectuer la fusion des races, si pleine de nos jours de dangers physiques et moraux. Mais, en abordant ces questions, nous sortons des limites de ce simple écrit.

Nous espérons avoir suffisamment montré par ces diverses considérations que c'est en vain qu'on voudrait guérir par de simples moyens thérapeutiques ou hygiéniques des maladies dont l'origine sociale ne peut désormais échapper à personne. Leur curation doit être certainement de même nature que leur origine. Pousser à l'avénement de nouveaux moyens de direction, en vue de rétablir au plus tôt l'unité cérébrale, rompue depuis que la vieille foi théologique est tombée en désuétude, telle est la seule solution que comporte désormais la grave question que nous avons soulevée dans ces conclusions. Mais nos aïeux ne se contentaient pas de croire et d'aimer, ils savaient à quel degré la santé du corps était dépendante de celle de l'âme, autrement dit du cerveau. L'ordre social et moral, nécessairement tout artificiel, est le résultat d'une longue culture, à la fois collective et individuelle. Il diffère de l'ordre naturel en ce sens que celui-ci peut persister indéfiniment, tant que les conditions extérieures propres au milieu physique ne varient pas, tandis que celui-là, c'est-à-dire l'ordre social et moral, est au contraire exposé à toutes les fluctuations non-seulement du dehors, mais encore aux modifications si variées que nos passions peuvent à chaque instant apporter au dedans. La lutte entre l'égoïsme et l'altruisme, dont l'issue intéresse si vivement nos destinées, est de tous les instants. Aussi est-ce par des pratiques de tous les instants, destinées à nous rappeler le but de toute existence, qu'on peut en sortir triomphant. Le bonheur individuel ou collectif est à ce prix. Nous avons montré, d'après les résultats fournis par de nobles existences dignement consacrées au service d'autrui, à quel degré d'abnégation et de dévouement a pu déjà s'élever la nature humaine. Avec une meilleure culture, où l'esprit et le cœur s'uniront sans contrainte et sans effort, que ne pourra-t-on encore espérer d'elle ? Qui peut savoir ce qu'il y a encore de trésors méconnus dans le cœur humain ? Peut-on seulement soupçonner ce qui peut sortir un jour d'une pratique séculaire de la bonté ? Aux mouvements irrésistibles de l'égoïsme succéderont, on ne peut en douter, les entraînements irrésistibles du dévouement.

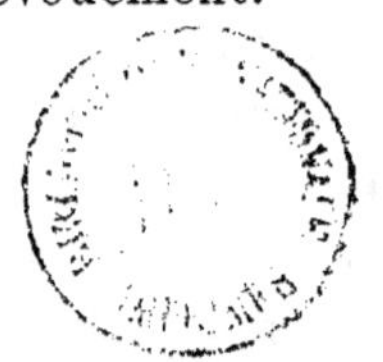

Paris. — Imp. Nouv. ass. ouv.), 14, rue des Jeûneurs. — G. Masquin, direct.

www.ingramcontent.com/pod-product-compliance
Lightning Source LLC
LaVergne TN
LVHW020033170826
845678LV00001B/237
9782329731384